INNOVATION PRACTICE CASES FOR HEALTHCARE INDUSTRY

U0236343

医疗健康产业
创新实践案例集
（第一辑）

主　编　邢以群

副主编　张大亮

浙江大学健康产业创新研究中心

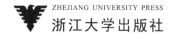

ZHEJIANG UNIVERSITY PRESS
浙江大学出版社

图书在版编目（CIP）数据

医疗健康产业创新实践案例集. 第一辑 / 邢以群主

编. — 杭州：浙江大学出版社，2020.12

ISBN 978-7-308-20662-4

Ⅰ. ①医… Ⅱ. ①邢… Ⅲ. ①医疗保健事业－产业发

展－案例－中国 Ⅳ. ①R199.2

中国版本图书馆 CIP 数据核字（2020）第 196879 号

医疗健康产业创新实践案例集（第一辑）

主　　编　邢以群

副主编　张大亮

浙江大学健康产业创新研究中心

责任编辑	朱　玲
责任校对	傅宏梁
封面设计	春天书装
出版发行	浙江大学出版社
	（杭州市天目山路 148 号　邮政编码 310007）
	（网址：http://www.zjupress.com）
排　　版	杭州朝曦图文设计有限公司
印　　刷	浙江临安曙光印务有限公司
开　　本	787mm×1092mm　1/16
印　　张	15
字　　数	268 千
版 印 次	2020 年 12 月第 1 版　2020 年 12 月第 1 次印刷
书　　号	ISBN 978-7-308-20662-4
定　　价	45.00 元

序 一

邢以群教授让我为浙江大学健康产业创新研究中心编写的《医疗健康产业创新实践案例集》写个序。材料发过来,200多页的内容,介绍了十余个健康产业的创新实践案例。粗粗一看,很多都是我非常熟悉的创业者,以及他们正在打造和成长中的健康产业实体。细读每一个案例,创业的故事虽没有被描述得轰轰烈烈,但创业者们的那些思考、那些探索,还有初步成功的喜悦和成长过程中的忧思,都被一一记录。当然,对未来的期盼,也总是能让创业者们更加自信和坚定。

健康产业正进入一个新的发展时期。新医改以来,特别是"健康中国"战略的确立,以及《中华人民共和国基本医疗卫生与健康促进法》的颁布实施,鼓励和支持社会资本进入医疗健康领域的法律保障和政策措施不断完善和丰富。社会办医者和各路资本,一直以来对医疗健康领域充满着热情和期盼。随着人们生活水平的不断提高,对健康的需求正经历着从被动到主动、从碎片到连续的变化,民众对医疗健康服务有着更高质量和品质的要求。同时,生命健康科学和信息技术的快速发展,医疗健康服务领域的"疆界"也在前所未有地拓展。健康产业已经成了国家和地方新兴产业的重要发展极。

浙江是创新创业的热土,在医疗健康领域尤为如此。这些年来,浙江将健康产业作为新兴万亿产业布局,出台了一系列促进医疗健康产业发展的政策性文件,以"最多跑一次"改革,营造良好的发展环境,积极鼓励和支持健康产业的有序发展,从而在医疗、康养、健康管理、医药研制、智慧医疗健康服务等不同方面,形成了良好的发展格局,以多元的服务满足着人们不同层次的医疗健康需求。在这本案例集中,我们读到新创的健康服务实体的破茧诞生：一如"微脉"在"互联网＋医疗服务"的网络中脉动；一如"彩虹鱼"在康复医疗的"蓝海"中畅游；一如"迪安"在核酸检测的开发中壮大……我们也读到那些业内的"大哥"在新兴的健康服务领域展现活力：百年的"台医"将医疗与预防融合在"线上线下"；"十强"的"华东"在社区构建"隐形"药房；品牌的"美中宜和"延伸着妇幼健康价值的链条……

不忘初心方能行稳致远。医乃仁术，发展医疗健康产业不仅是发展经济的需要，更是为了满足人们多元的医疗健康服务需求，使人们更加健康幸福。因此，医疗健康产业的创业者，不仅要有经济运营管理的知识和经验，更要有一颗仁爱之心。我们很欣喜地从案例集中读到创业者的初心，他们由衷地想把更便捷、更优良的医疗健康服务带给每一位受众。立足人们对医疗健康服务刚性的需求，寻补现有医疗健康服务的短板与不足，锚定全方位、全周期健康服务的有效提供，以初心和坚守为创业的信念。我们看到了他们创业的艰辛和努力，看到了他们的理想和追求，也分享了他们的成功和喜悦！

期盼"绿康"常青，期盼"张强"更壮，期盼邻家总有好医，更盼每年大家永葆健康！

马伟杭

浙江省医院协会会长

浙江省卫生健康委员会一级巡视员

2020 年 6 月 28 日

序 二

2013年以来,我国自上而下陆续出台各项政策,大力促进健康产业的快速发展。面对新形势、新任务、新要求,浙江践行习近平总书记"干在实处永无止境,走在前列要谋新篇,勇立潮头方显担当"的重要指示精神,抢占先机、以新应变,在全力打造健康产业发展高地的进程中,为"健康中国"建设提供了大量的鲜活素材和生动样板。

作为浙江省健康产业发展的一支重要推动力量,自2018年起,浙江大学管理学院、浙江大学健康产业创新研究中心联合浙江省健康服务业促进会等单位,充分发挥人才优势和组织优势,以健康产业为主攻方向开展了一系列具有战略性、前瞻性、针对性的应用对策研究,同时深入企业、发现典型、总结经验,最终形成了这本《医疗健康产业创新实践案例集》。

本案例集选取的14个典型案例,主要涉及医疗服务、医药行业、第三方检验体验、医疗信息技术、养老服务等五个领域,集结了浙江省部分优秀企业的创新实践案例,总结了浙江省健康产业创新发展的丰硕成果,展示了各细分领域实施创新驱动发展战略的宝贵经验,覆盖面广、代表性强。本书可作为医疗健康产业MBA以及工商管理类研究生的配套教材,也可作为行业培训资料或从业人员的推荐读物。浙江大学医疗健康产业MBA项目团队在编辑过程中付出了大量心血,使本案例集具有很强的可读性,在此对案例集的编写团队谨致以崇高的敬意!

当前,新型冠状病毒肺炎疫情的持续肆虐反映出全球在公共卫生防控体系、应急响应机制、医疗领域科技创新、医疗供给与储备等方面存在的诸多弊端。聚焦如何完善医疗健康管理体系,如何应用大数据、云计算、物联网、人工智能等前沿技术和新兴理念为健康产业发展赋能等问题；聚合每一家企业创新实践的智慧和情怀，帮助更多的企业家找到转型升级的破题所在；聚力培育新动能、打造新亮点，向更广范围传播浙江健康产业创新发展的经验……这便是我们同心耕耘于此的重要原因。

衷心祝愿《医疗健康产业创新实践案例集》能够持续推出，助百花齐放、引万马奔腾，为深度参与和支持浙江健康产业创新发展做出更大贡献！

朱耀传

浙江省健康服务业促进会会长

2020 年 5 月 30 日

序 三

编写该案例集起始于浙江大学管理学院、浙江大学健康产业创新研究中心与浙江省健康服务业促进会携手开展的浙江省健康产业优秀创新实践评选活动。

在 2019 年开展此项活动的过程中，我们接触到了浙江省医疗健康产业中的很多创新实践，我们对此兴奋不已。因为浙江大学自从 2017 年开设医疗健康产业 MBA 项目以来，迫切地需要有来自医疗健康产业一线的创新实践案例，充实课堂教学内容。为此，我们在三届医疗健康产业 MBA 学员中招募了十多名同学，作为浙江大学健康产业创新研究中心的兼职助理研究员，加入浙江省健康产业优秀创新实践案例的调研撰写中。本案例集就是由这十多名同学，在浙江大学管理学院邢以群、张大亮等教授的带领和指导下撰写修改而成。案例点评初稿由张大亮教授执笔撰写，邢以群对各个案例的初稿进行了多次修改，并对全书案例及点评进行了通稿修改。

在调研和撰写、修改这十多个案例的过程中，我们深切感受到了这些领先企业创始人在进入医疗健康产业进行创业时，都胸怀崇高理想，立志在一定程度上改进现有的医疗健康服务，为老百姓能够拥有更好的健康服务做出自己的贡献。不少人为此还放弃了原有的优越的地位和生活，这一份情怀让人动容。我想这份情怀可能就是这些企业能够在公立医院占主导、消费者不成熟、政府管制强、政策不配套、相关人力资源稀缺的产业环境下，依然能够百折不挠、创新突破，取得一定成功的根本原因。

从这些先行企业的创新创业历程中，我们也依稀看到了健康产业这几年"叫好不叫座"，难以取得盈利的可能原因：公民缺乏健康管理知识，健康管理意识不强，缺乏付费意愿；民众习惯于在公立医院就医、刷医保，对民营医疗服务机构往往抱有怀疑的态度;政府医疗卫生体系一直处于改革探索过程中,对于很多新涌现出来的商业模式、服务方式,缺乏相应的政府政策和管理规范,导致各地对民营医疗的政策和态度各不相同;作为一个新兴的产业,缺乏相应的经营管理专业人才,医护等专业人才大多聚集在公立医院,护理员、康复师、数据分析师等新工种人员严重短缺。这让我们认识到了在健康产业中创新创业的艰难,也让我们知道了在健康产业中寻求发展所必须着重突破的关键点。

我们之所以出版该案例集,除了为医疗健康产业相关专业培养人才提供教学案例素材外,还有两个重要的目的:一是彰显优秀的民营医疗健康机构,让读者知道,他们和优秀的国有企业、公立医院一样,是值得信任的;二是让有志于进入或已经在医疗健康产业中的读者,学习优秀企业是如何破解那些健康产业难点的。

从领先企业的创新实践中,我们可以看到:公立医疗机构的强项在于医疗,弱点在于服务,所以凡是服务属性和体验属性比较强的医疗服务,如康复护理、口腔护理、推拿针灸、医养服务,或者是健康管理,都是比较适合民营医疗健康机构经营的;另外,民营医疗健康服务机构也可以通过为公立医院服务、为公立医院赋能、与公立医院互补的方式,开展专门的医疗服务;在业务开展过程中,民营医疗健康服务机构可以通过个人过往的声望(名医、名人、熟人)或企业已有的品牌或政府的背书,来开辟新业务,从而获取用户对新业务的信任,或从服务对象刚需的项目着手吸引其尝试,然后通过服务和管理的标准化、过硬的医疗服务质量或效果,最终赢得消费者的信任;为了保证服务质量和企业的可持续发展,必须十分注重"以顾客满意为中心"的企业文化建设,注重建立人才培养体系,选择和培训符合自己企业价值观的经营管理者和骨干员工,并建立相应的报酬激励机制,充分调动员工的积极性和事业心,同时也可采用团队服务模式,在发挥团队力量的同时提高顾客满意度;还有一点,就是要关注政府政策变化,优先选择在政府比较开明、对健康产业比较重视、创新创业氛围较好的地方创业,并在创新创业过程中,积极与政府相关部门做好沟通工作,努力争取政府的理解和支持。

总的来说,这些探索者的创新创业受挫历程,可给后来者指明发展方向,让他们少走很多弯路;他们创新创业成功的宝贵经验,又可促进后来者提高在健康产业创新创业成功的概率。我们希望今后能每年总结一批我们国家医疗健康产业的最新创新实践案例,在记录健康产业发展历程的同时,进一步促进我国医疗健康产业的蓬勃发展。

感谢本案例集中的各个机构的领导给予的大力支持,是你们的无私和坦诚,才使我们得以记录你们的创新实践历程和其中的经验与教训;感谢浙江省健康服务业促进会的大力支持,给我们推荐了这些优秀的企业;感谢参与案例撰写的各位同学,是你们的反复调研和修改,使我们得以看到这一个个案例精彩地呈现;感谢浙江大学出版社和编辑朱玲,让我们能够第一时间将健康产业的创新实践呈现给读者和社会。希望各位读者能够从这些案例的阅读中获得收获,也欢迎大家今后向我们推荐或提供医疗健康产业创新实践的线索(推荐联系邮箱:xyq@zju.edu.cn)。希望中国的健康产业兴旺发达,祝大家健康长寿!

邢以群
浙江大学管理学院教授
浙江大学医疗健康产业 MBA 项目学术主任
浙江大学健康产业创新研究中心主任

Contents 目录

医疗服务篇

邻家好医：家门口的好医生[①]

摘　要：传统社区诊所由于受技术、设备和人力等方面的限制，患者信任度偏低，发展受到制约。邻家好医团队在创始人罗林的带领下，经过艰辛探索，对社区医疗服务的经营理念、医生画像、诊疗质量、服务质量、环境外观等方面进行了全面的重构，力图打造贴近社区和居民、受居民信任的新型社区诊所。通过精确锁定目标客户群，邻家好医团队经营新型社区医疗服务近三年来，已开设诊所近二十家，累计已为数十万人次提供家门口的优质医疗健康服务，获得了各方面的好评。本案例描述了邻家好医团队打造新型社区诊所的创新实践历程及具体做法。

关键词：社区诊所；创新创业；商业模式

0　引言

如果在家里突然生病了，你第一时间想到去哪里就医？通常我们大多数人想到的是大医院，可位于杭州文一西路湖畔花园的居民则会首先到社区诊所。湖畔花园的居民之所以愿意到社区诊所就诊，是因为在他们的社区旁开着一家新型社区连锁诊所——邻家好医。

邻家好医究竟有着什么样的魔力，能够改变人们的就医习惯，不选择大医院，而选择社区诊所就医呢？这还得从邻家好医创始团队打造新型社区诊所的曲折历程说起……

[①]　本案例由浙江大学健康产业创新研究中心专职助理研究员董建坤执笔撰写。

1 艰辛探索

时间回到 2016 年年底的某一天晚上，冬天的杭州，尽管天气已经逐渐转冷，但还不至于刺骨。在小区的道路上，邻家好医创始人罗林正在为是否要开办实体社区诊所而来回踱步沉思着，这几年创业酸甜苦辣的画面也在脑海中不断浮现。

1.1 进入互联网医疗领域

2009 年从临床医学专业本科毕业后，罗林并没有按家人期待的那样成为一名医生，而是去了美国辉瑞公司，做起了医药销售管理工作。在全球最大制药企业的工作经历让他切身体验了外企的先进管理文化，深刻认识了医疗行业中科学化管理的重要性，并完成了产业链上相关资源的初步积累。

三年后，恰逢中国互联网医疗风生水起，罗林在知名药企获得的管理经验和优秀成绩让好大夫在线向他伸出了橄榄枝，这让他有一点儿动心。毕竟外企中的工作有一些刻板，并不能很好地发挥自己的才能。

考虑期间，罗林恰巧看了两个演讲视频，方励的《感谢你给我机会上场》以及好大夫在线 CEO 王航在 TED 的演讲。这两个视频对人生、事业、成功的探讨，对互联网医疗行业前景的分析，让罗林备受鼓舞，最终他下定决心跳槽到好大夫在线，并负责牵头组建了公司的华东区团队。

好大夫在线平台主要向患者提供诊前检查咨询（电话咨询、视频咨询）、诊后随访等服务，几年的积淀和发展使平台流量有了一定的规模，每日通过好大夫在线和医生交流的患者大约有 30 万人次。

1.2 初次创业

在好大夫在线的几年工作，让罗林积累了互联网平台运营的经验与人脉，也进一步体会到了中国医疗市场存在的问题。

当时，中国的外科手术市场需求逐步显现，政策亦逐步开放，却没有专属的平台能够向患者提供外科手术医生咨询、选择和预约服务，罗林认为这是有较大需求的细分市场。于是，他离开了好大夫在线，与一群志同道合、有创业抱负的朋友，启动了一个致力于让患者在平台上能够咨询、选择和预约外科手术医生的项目，帮助广大有手术需求的患者，能第一时间精准预约全国知名专家，安排入院手术，同时也可以让医生通过多点执业动起来，而不是让患者都往大医院跑。

项目获得了一定的成功，但在实际运营中，罗林和几名团队成员很快发现，这样的项目只能解决少数需要手术的患者的需求，许多常见病、多发病患者仍然盲目地挤进大医院，就医的结构仍呈"倒三角"态势……中国还有广阔的医疗市场亟待发掘，他们在想着更宽广的平台，解决更多人看病难的问题。

1.3　成立"邻家好医"

几经调研，他们最终将目光聚焦到了社区医疗和家庭医生上。他们发现中国很多患者就医都是盲目、无序的，亲朋好友到处问，天南地北四处跑。出现这种情况在很大程度上是由于患者对医院与医生的不了解和不信任。

根据国外的经验，成熟的社区医疗和家庭医生可以解决这一问题，并且能够解决患者目前在公立医院就医挂号排队时间长、等待时间长、预约检验时间长，但看病时间短的问题。目前中国的基层医疗过于薄弱，社区医疗和家庭医生的发展刚刚起步，这是一个发展潜力更大的市场，可以考虑在此领域进行后续创业。

于是，罗林在 2016 年年初再次转变方向，并于 2 月 19 日成立了"邻家好医"团队。

团队之所以取名为邻家好医是因为："邻"体现的是社区医疗和家庭医生的特色，它就在你的身边，为周边居民提供便捷、可信的医疗服务；"家"体现的是家的文化，邻家好医同事之间就像一家人，对每一位顾客也要像对待家人一样；"好"代表着邻家好医对医疗质量的追求：好医，好药，好服务；"医"体现邻家好医以医护为本，尊重医生的价值，医护人员是最值得敬佩的人。

由于在中国没有现成的社区诊所和家庭医生的成功案例与经验可以借鉴，团队有想法却没方法。"与其坐着空想，不如到外面看看！"罗林心想。他将团队成员分成四个小组，分别到新加坡、欧美等国家和地区，对社区医疗和家庭医生发展的历史进行研究,对现况进行实地考察。

几个月的考察结束后,各组撰写了调研报告,并分享调研的心得和体会。大家共同的体会是:目前中国的社区医疗和家庭医生建设确实相当落后,但是考察地也曾经历过这一阶段,它们的社区医疗和家庭医生也是随着经济社会的发展、人民群众观念的改变而逐步发展起来的,社区医疗和家庭医生从趋势上看是一个很好的创业方向;另外,考察地社区医生的业务能力比中国医生更全面,国内的医生更偏专科,因此,发展社区医疗必须培养全科医生,需要建设完备的全科医生培训教学体系。考察结果坚定了团队成员发展社区医疗的信念,增强了创业信心。

在确定了创业项目后,团队考察了上海及周边几个城市,最终把落脚点放在了浙江杭州。杭州是一片创业的热土,互联网经济发达,更重要的是浙江省在医疗卫生政策上更加包容,政府鼓励民营医疗机构发展,副高以上职称的医生不需要备案即可以多点执业,这为团队实现最初的创业想法提供了很大的便利性。

1.4　初次探索基层医疗健康服务受挫

由于在互联网摸爬滚打多年,团队成员都已习惯了互联网经营思维和模式。来到杭州做社区医疗的最初想法就是想要轻装上阵,采用轻资产运营模式,通过社区拿到最基础的健康数据和患者流量。

根据这种设想,在线下,邻家好医与周边现有的诊所、物业公司等合作,在社区内经营健康小屋,实行会员制,通过收取年费获得收入。健康小屋配备一名护士,内部安装基础的健康状况检查设备,为社区居民提供健康咨询、健康档案、慢性病管理、上门检查、转诊陪诊等服务。

在线上,邻家好医的运营主要通过具有社区医生咨询功能的邻家好医 App,患者可以在 App 上查看距离自己最近的社区医生,在线上进行咨询或寻求上门服务。团队先后组建了 10 多个这样的健康小屋,但实际运营效果并不好。一方面,由于健康小屋没有医疗资质,受到政策限制,与医疗相关的服务不能开展;另一方面,健康小屋偏重于提供健康管理服务,而社区居民并没有形成良好的健康管理消费习惯,消费意愿不强。

而且邻家好医也进一步了解到,出于完成公共卫生政策任务的需要,一些社区卫生服务中心内也设置有健康小屋,提供最基础的健康服务,如血压测量、血糖检测等,还有少量开展同样业务的企业,他们也存在医疗资质等同样的问题,大多数也面临关门。

于是团队决定将健康小屋进行转型,转向与企业合作开设企业健康小屋,承担企业医务室的功能,同时利用前期积累的名医信息资源,继续和现有社区诊所合作,为社区诊所提供介绍专家坐诊服务,从中收取中介费。

在企业健康小屋方面,各健康小屋配备一名常驻护士负责日常的运营,每周开展健康讲座、科普宣传,定期邀请专家进行义诊;同时针对不同企业员工的特点,统筹医疗资源提供专项医疗服务;设置健康药柜,由企业工会购买常用药,放置在健康药柜中,供员工根据需求自取。相较于社区健康小屋,企业健康小屋由于由企业固定付费,有保底收入,但每年能够付费 30 万～40 万元的企业毕竟是少数,绝大多数企业没有这个能力和意愿去投入,因此市场容量非常有限。同时,企业健康小屋同样没有医疗资质,面临着需要医生时不一定有医生,药品采购需要由企业代购的尴尬境地。而且企业健康小屋的经营与团队最初想"拿到社区医疗入口,用互联网思维去经营社区医疗"的目标也不一致。

在社区诊所合作方面,邻家好医把平台上的专家和医生资源引入到线下诊所,初期能收取一定的费用,并获得健康数据。但团队发现,优质的专家和医生与诊所老板熟悉后,常常会绕过邻家好医,直接进行合作,只有"一锤子买卖",更重要的是,存量诊所的诊疗标准和规范无法把控,存在较大的风险隐患。

1.5 探讨是否要开办实体诊所

经历了以上曲折后,罗林和团队成员在 2016 年年底召开了一次改变邻家好医命运的会议。在会上,大家对邻家好医的发展方向进行了激烈的讨论——

"要想深入社区,拿到属于自己的流量,我认为还是要先有自营的社区诊所。"

"我们从没做过实体诊所,而且现在实体社区诊所那么多,做成功的好像也很少,我们凭什么就能做起来?"

"凡事总有第一次。我们国家的民营社区医疗品牌化和规模化做得不好,并不意味着做社区医疗就没有发展前景,我们去考察过的那些地方,社区诊所不是都发展得不错吗？而且正因为现在社区医疗还有很大的提升空间，我们才有介入的机会。"

"但实体诊所是重资产，前期投入很大，回报又不确定，未必有大收益。"

"投入方面，我们可以引入风险投资以支撑我们做实体诊所。我了解到筹建一家诊所的投入还是比较低的，固定资产投入不会很高，常规检验设备 5 万～10 万元可以搞定，大型设备可以与第三方厂商进行合作。收益方面，综合医院达到盈亏平衡需要 3～4 年，专科医院需要 2～3 年，而诊所只需要 8 个月～1 年。"

"我觉得风险还是太大了，我们是互联网医疗出身的，如果做实体诊所，我们的本钱是什么？和别人相比优势在哪？"

对于是否要向开办实体诊所方向转变，大家意见不一。罗林心想：经营实体社区诊所，扎根社区，融入社区居民生活，的确是拿到社区流量入口的最好方式；但成员们的担忧也不无道理，虽然团队在互联网医疗行业深耕多年，实体医疗却是完全陌生的领域，我们凭什么就能做好呢？

罗林让大家回去深入思考一夜，第二天再继续开会讨论。

2　以何为新

罗林在小路旁思考到深夜，经营诊所的思路逐渐清晰，回家后一夜好眠。

第二天，罗林召集团队成员再次开会，他说："各位，我们当初出来创业是为了做好中国的家庭医疗，让医疗触手可及、温暖可信是我们的初心。社区健康小屋、企业健康小屋或者与社区诊所合作都没有能实现我们的目标。目前社区居民健康管理的意识还没有形成，在健康服务上最大的需求还是看病，社区健康小屋要想成功目前来看不可能。与社区诊所的合作虽然使我们进入了社区医疗，但只是充当中介角色，只能在社区医疗边缘游走，无法真正深入社区拿到属于自己的流量。

因此，我认为前期通过自营做实体社区诊所是实现我们初心的最好方案，可以建立行业的标准和应有的体系。虽然现在诊所数量不少，但规模化成功的却少之又少，我们又没做过实体诊所，我们靠什么做、怎么做、凭什么能够成功？这是我们进入前必须思考清楚的问题。"罗林看大家都在点头，就接着说："我认为我们邻家好医的社区诊所要想成功，肯定不能遵循传统诊所的模式，一定要做成新型的社区诊所，否则失败的可能性就很大。所以今天我们着重就讨论一个问题：何谓之新？以何为新？如果我们邻家好医做社区诊所，在哪些方面要体现出与传统诊所的区别，做出我们的特色？如何做到？接下来就请大家一起就这些问题发表意见。"

"我先抛砖引玉。"罗林接着说出自己的思考，"我们是靠互联网起家的，互联网是我们的本钱，一定不能丢。因此我们应该要思考如何利用互联网来克服传统诊所存在的弊端，做出我们的特色。"

"我同意罗总的看法，传统诊所最大的问题就是得不到患者的信任，我们现在不缺优质医生资源和人脉，可以招聘名医来坐镇，在线上线下同步做好医生的宣传工作，应该就能打消患者的顾虑，让患者知道我们邻家好医真的是有好医生在。"

"单凭好医生不一定有患者来，公立医院也有名医，而且只要有选择，患者目前肯定是更相信公立医院的医生，也更愿意去公立医院看病，而不是去社区诊所。所以我们在选址上要避开公立医院，突出我们的便捷性。"

"选址是一个问题，标准化也是问题，现在很多社区诊所都是'沙县小吃夫妻店'，我们邻家好医要做社区诊所的'全家''7-Eleven'，做出连锁品牌，诊所外部设计标准化、现代化。此外，服务流程也可以标准化，最好诊疗过程也标准化，这方面可以利用信息化来做，通过技术手段参与到这个过程里去。"

"你想得倒长远，不过诊所装修设计标准化、现代化的确可以先做起来。传统诊所大都是红十字、蓝色调或绿色调，人们都审美疲劳，形成固定印象了。因此诊所装修设计要突出我们的特色，让人一看就眼前一亮，觉得我们和其他诊所不同。另外，我们要把医疗做成一种服务，把患者视为亲人，体现人情味。让患者来我们这里，有种到熟识的邻居家里串门的感觉，要能够感受到温暖。"

在交流和讨论中，大家不断碰撞出火花，邻家好医的定位、模式越来越清晰。罗林接着问道："那么，我们的诊所要开设什么诊疗科目？哪些人是我们的目标客户？"

"全科，社区常见病和高发病的类型繁多，诊所的诊疗能力要能覆盖更多的社区居民就需要全科。"

"理论上是这样，但现实中我们能招到全科的名医吗？我们国家的全科医生刚刚发展，名医不多。"

"如果做专科，面临的竞争压力比较大，杭州大医院的专科医生怎么也不会差。"

"我认为可以以全科为基础，如果招不到合适的医生，就利用我们的资源做几个医生多点执业的工作室，让医生在固定的时间来坐诊。另一方面，初创期可以先做一个专科来当作我们的特色，招个专科名医来，把品牌打响。"

"那做什么专科呢？"

"我认为社区居民最急迫的就近就医需求是儿科，小孩有个感冒发烧去公立医院路程太远、排队太久，来社区诊所十分方便，能解燃眉之急。所以可以以儿科作为突破口，树立儿科品牌。然后这些家长带孩子过来看过病了，有了体验，我们可以告诉他，除了儿科我们还有其他科，有什么问题，可以来找我们。这样就可以从儿童疾病切入家庭疾病，为所有的家庭成员提供服务。"

"我觉得有道理，如果想通过儿科拿到流量入口，那么我们的客户群就应该锁定为'85后'新中产阶级。他们主要是新手爸爸、新手妈妈，子女处于婴幼儿的阶段，又没有照护经验，对儿科需求比较大。这部分人观念也比较开放，还没养成公立医院就诊的习惯，对我们这样的民营社区诊所接纳度会比较高。而且中产阶级工作一般都比较忙，没有很多的时间去公立医院排队。他们收入较高，对价格的敏感度相对也较低，我们定价空间更大些。当然他们对服务要求可能会比较高，我们可以补充做一些中高端服务。"

讨论一直持续到了深夜，虽然许多细节问题还没有达成一致，但邻家好医的社区诊所在大家心中已经有了大体模样。罗林叫了外卖，点了酒菜，在小小会议室里大家举杯畅饮，罗林对大家说："兄弟们，我们要大干一场了。"

3 扬帆起航

诊所发展方向逐渐明晰，邻家好医团队斗志昂扬，隔天一早，所有团队成员早早就来到办公室。阳光透过窗户洒进，办公室里充满暖意，所有人朝气蓬勃，按照分工，热火朝天地工作着。邻家好医的社区诊所进入具体设计和建设阶段。

3.1 选址

诊所的选址是首要问题。团队成员分组走访了杭州市区的几个地方了解情况。根据"85后"新中产阶级的目标客户画像，综合考虑覆盖面、人流量和周边竞争压力等因素,最终选择了下沙作为第一家诊所的地址。

首先,由于杭州市主城区房价较高,房屋也较为老旧,选择主城区定居的年轻人较少。而下沙地处杭州市核心区外沿,房价相对较低,有地铁经过,通勤较为便利,成为许多年轻人安家落户的好选择,这保证了邻家好医有足够的目标客户群。其次,下沙又是文教区,是杭州年轻人聚集地之一,人流量有保证。最后,下沙的公立医院较少,而且杭州市儿科较强的医院集中在主城区,与下沙距离较远,因而竞争压力较小,有足够的空间让邻家好医施展拳脚。

3.2 装修

选址问题解决后,团队成员开始思考诊所的装修设计问题。团队成员认为邻家好医的社区诊所的装修设计语言应该是温暖、舒适和现代化。一方面,在诊所外部设计上要体现出温暖。传统诊所采用的配色是绿色、蓝色、白色等冷色调,邻家好医则使用了橙黄色这一暖色调,如果说传统诊所是"高冷女神",那么邻家好医就是"暖男"。另一方面,在内部设计上要体现舒适和现代化。邻家好医选择了摩拜单车和马蜂窝的设计团队来完成这家诊所的室内设计,装修色调主要为蓝色和黄色,蓝色澄澈明净,令人安宁;黄色清新明快,使人愉悦。地面上散落着大象座椅、小木马、小玩具,墙面则贴满了小宝宝喜欢的动物画像。

团队希望通过这些设计最大限度地消除儿童就医的心理门槛,让医疗过程变得温暖。团队还设计了一套全新的工作服,不再是传统诊所清一色的白大褂,而是采用了波点设计,使人感觉活泼欢快。

3.3 审批申请

在诊所审批和诊疗科目申请上,由于诊所和门诊部的设置审批以区县级卫生健康局为主,每个区县会根据自身情况做出不同的解释和要求,较为灵活。邻家好医组建了自己的政策研究团队,对《医疗机构管理条例》及其实施细则、《医疗机构基本标准(试行)》等政策文件进行研究,确保诊所各方面的设置符合国家的相关规定。同时邻家好医也积极与当地的卫生主管部门进行沟通,在实施细节上做到与当地的政策要求一致。

得益于浙江省对民营医疗机构的开放政策、卫生和计划生育局提供的指导和支持，邻家好医顺利取得了牌照，并且申请的儿科、内科和中医科3个一级诊疗科目在开业前都顺利拿到。

3.4 医护团队组建

在医生招聘上，团队计划招聘一位儿科名医。但如何让好医生相信并加入邻家好医这个从互联网医疗起家、没有过实体诊所经营经验的"小白"是一道难题。

团队分析后认为，大医院的在职医生放弃现有医院优越条件全职加入邻家好医的可能性不大，因此如果想要招到名医应从退休的医生中寻找。同时，由于南北经济实力的差距，相较于南方医生，邻家好医的薪资待遇对于北方医生的吸引力更强。

邻家好医的人力资源部门一方面在现有医生资源中寻找目标医生进行联系沟通，另一方面通过线上和线下宣传收集简历，经过筛选和面试，最后选择了一位北方三级医院刚刚退休的儿科主任担任第一家诊所的主诊医生。这位主任能力不错，而且有管理经验。除了这位主任，邻家好医还通过人才市场以及内部推荐渠道招聘了另外2名医生、1名中医师、1名针灸推拿师、1名检验师和4名护士，由这10人组成了邻家好医的第一批医疗团队。

3.5 信息化系统开发

在信息化方面，邻家好医团队充分发挥自己的优势，投入了较多的资源自行研发了一套适应新型社区诊所特点的SaaS（software-as-a-service，网络软件服务）系统"若邻云诊所"。这套系统包含了连锁管理、数据挖掘、预约挂号、门诊叫号、医生接诊、会员营销、进销存管理、随访管理、微商城等多种功能。这套系统为邻家好医创造了另一个收入来源，一些了解过这个系统的连锁医疗机构会主动前来咨询和购买。

通过该信息系统的标准化流程，诊所管理层可以进行集团化、标准化管理：在医疗质控上，邻家好医建立了标准化的病历、病史、健康档案、处方体系等框架，同时建立了严谨的诊前、诊中、诊后管理流程；在供应链管理上，优化药品采购流程，实现自动化核算功能，提升诊所医疗产品的利润率；在用户管理上，形成用户个性化健康专属标签，在患者就诊过程中持续完善家庭健康档案,以便向客户提供个性化、专业化的医疗服务;在医疗合作上,具有"打通与联结大型综合医院 HIS(hospital information system,医院信息系统)系统,完善上下游双向转诊服务,实现电子病历无缝对接"的功能。

在医生和患者之间关系的建立和维系上,团队设计了线上和线下相融合的方案。在线下,邻家好医在招聘时以及医护人员入职后都很注重其在居住地的归属感,为诊所所有医护人员住在社区附近创造条件,使医护人员成为社区的一分子,与社区居民相熟相知;同时,也使居民了解医护人员的身份,知道在社区某某楼住着一位邻家好医的医生。要求医生与前来就诊的居民建立强联系,通过 15 分钟左右的精细问诊,熟知患者个人信息和家庭情况;沟通中要讲究技巧,让患者感受到"类亲友式"的温暖服务,以建立患者和医生的信任关系和情感联系。

在线上,邻家好医团队通过微信公众号,将医生执业信息公开,患者可以很方便地了解医生的背景、履历和专长。医生问诊后,将患者的信息录入 SaaS 系统,通过后期的复查、治疗等过程,逐步完善患者的电子档案。患者可以通过微信公众号绑定手机号,实现与 SaaS 系统的对接,从而看到自己的电子病历、检查结果等,也可以进行后续服务的预约、问题的咨询等。通过 SaaS 系统,邻家好医将医生和患者的私人关系延伸到了公司和患者的关系上,进一步建立起了患者和邻家好医的强关联。

一个个棘手的问题解决后,时间来到了 2017 年 6 月 9 日,邻家好医新型社区诊所的第一家实体诊所终于在下沙正式开门营业。从构想变为现实,邻家好医的招牌真正挂出来了,团队成员的脸上都绽放出了久违的笑容。但罗林知道,这一天并不是结束,而是开始,诊所运营中一定会遇到更多更加复杂的问题。

4 再遇险滩

邻家好医开业运营后,一方面通过线下的义诊、市场活动聚集人气,另一方面通过线上品牌宣传和群组推广,培养了第一批种子客户。这批客户主要是周边居民,大多数是新杭州人和中产阶级。

诊所经营走上正轨,问题也逐步暴露出来。

4.1 医生：看病 or 服务

在医生方面，邻家好医聘请的公立三甲医院的医生存在着"公立医院医生病"。这些医生在公立医院养成的大流量机械化快速问诊习惯，虽然"快、准、狠"，但与邻家好医微笑服务、温暖服务、有人情味的服务理念不尽一致。与患者进行充分的沟通，是让患者感受到不同的服务，以及建立长期信任关系甚至建立友谊的关键一步。如果做不到充分沟通，医生和患者之间的距离感就会始终存在，也就无法让邻家好医深度融入社区，成为社区生活的一部分，达成成为社区居民毫无距离感的温暖邻里中心的目标。而且相较于公立医院，社区诊所流量小，采取精细问诊模式也是完全可能的。

为此，团队成员主动做起了医生的工作，希望医生能够将看诊时间由三五分钟延长到 15 分钟，多和患者唠唠家常，了解患者及其家庭的背景信息。同时，也向医生传达了"医疗是服务，要视患者如亲人"的理念。但几十年养成的习惯，要在一朝一夕之间将其改变几乎是不可能的，因此改变老医生诊疗习惯的工作收效甚微。团队成员由此认识到：一定要培养自己的医疗团队，这个团队不仅技术要精湛，还要能够认同和践行邻家好医的服务理念。

据此，团队对邻家好医的医生进行了画像：年龄上，以 1980 年左右出生的年轻医生为宜，这一群体还未形成固定的看诊习惯，可塑性较强，更容易接受邻家好医的理念；邻家好医这种新型的、连锁化、标准化的社区诊所会比较符合这一群体的职业发展目标，同时在薪酬待遇上也能够满足他们的需要，这类员工在邻家好医的工作热情度会比较高，比较稳定；经验上，有大医院规培经历的最佳，这些医生在医院各科室轮转过，具有一定的经验，能够更快地上手。

为此，邻家好医还成立了医学中心，对新入职的医生进行职业技能培训，同时宣导邻家好医的服务理念，通过诊所内轮转、医生带教，期望用半年时间把员工培养成为具有邻家文化的好医生。

4.2 收入：药费 or 服务费

在服务收费上，邻家好医的理念是让医生的服务价值与服务收费相匹配。目前常规的医生诊费是 20 元,外部的专家根据专家的级别做出相应的调整,内部医生会根据医生的资历职称等适当调整。

由于诊疗费比公立医院收费高,一开始也常常遭到患者的质疑。但团队认为要想体现医生的价值,让医生有获得感,获得更多收入,提高诊疗费是必要的。虽然诊所的管理者也曾多次向团队提出能否下调诊疗费,但团队认为哪怕流失一部分客户,也要坚持自己的收费标准。因为如果不坚持,势必要在其他方面增加收费,那就又会回到以药养医、以耗材养医的老路,不仅会增加老百姓的整体费用,也无法体现医生的真正价值。

除了坚持收费标准,邻家好医也会进行患者就医观念的引导,让患者明白医生的价值体现在什么地方。例如:有患者认为我来看病,最后医生说既不需要打针,也不需要吃药,还要收费 20 元,凭什么? 邻家好医会告诉患者,虽然不需要打针,也不需要吃药,但这是医生通过专业判断后得出的,是医生让你知道你的情况不需要进行治疗,这也是医生价值的体现。

4.3 质量:个性化 or 标准化

医疗质量是医疗机构的灵魂,居民愿不愿意来诊所看病,很重要的一点就是诊所是否能够保证医疗质量。为此,团队从一开始就比较注重思考如何抓好医疗质量。他们认为传统诊所的诊疗遵循的是医生的个人路径,标准化、规范化程度较低,导致诊疗的一致性较差,质量难以保证,老百姓也会产生疑问。

因此,邻家好医认为应该以标准化作为提升医疗质量的突破口。那么如何让邻家好医的诊疗标准化? 团队想到了医院里的临床路径,以主流的临床指南为标准建立临床诊疗路径,实现内部诊疗方案的统一。但社区诊所做临床路径可谓是前所未有,能做得成吗? 怎么做呢? 苦思冥想不得其解的罗林,一通电话打给了朋友寻求帮助。

很幸运的是,经过多方推荐,多轮交流,邻家好医团队邀请到了退休两年、还想发挥余热的《全科医学》教材副主编冯亚民教授加入团队,来到邻家好医的医学中心领衔临床医学部,主抓医疗质量,同时由冯亚民负责邻家好医线上和线下临床诊断路径的设计。

通过一年多的努力,目前已经针对社区居民常见疾病,搭建了近两百种常见疾病的标准化临床诊疗路径。同时，邻家好医利用信息化优势将临床路径融入自行研发的SaaS系统中，在保证标准化临床路径落实的同时，实现了一定程度上的辅助诊疗功能。医生看诊时在系统内输入临床体征，系统会显示疑似的病种，建议所要进行的检查项目；如果医生认为不需要做检查，需给出理由。通过打造临床诊断路径，保证了患者在邻家好医不同诊所看相同疾病所得到的医生话术、治疗方案的相对一致性。

冯亚民教授还协助邻家好医建立了严格的医疗处方点评、病历质量管理等质量控制体系，他的团队每天在线查看医生所做的电子病历、处方，并进行点评，每个月定期进行通报，有效保证了医疗质量。

邻家好医还邀请了上海等地大医院的著名专家每周固定时间来坐诊，一方面提高邻家好医的知名度和可信度，另一方面，这些专家提供的技术支持，也在一定程度上提高了诊所的医疗质量。

随着时间的推移，邻家好医的努力逐步显现效果，良好的口碑效应逐渐形成。通过社区居民口口相传，介绍患病的亲朋好友到邻家好医就诊，使得诊所的门诊量逐步扩大，到第一家诊所经营 6 个月时，日门诊量已超过了 60 人次。

5　扩张之路

2017 年 12 月，第一家诊所稳步发展后，罗林和团队成员认为再开一家诊所的时机已经到了，于是开始着手研究第二家诊所的选址。对于大家提出的各个地址方案，团队利用选址评分量表，对目标地周边的小区数量、社区人群类型、商业区数量、交通便利性、医疗机构竞争压力等指标进行评分，最终确定了第二家诊所的选址方案。

但选址方案出来后，有些成员犹豫了。因为第 2 家诊所被定在离第 1 家诊所仅两千米的地方。"是不是靠得太近了？会不会抢第 1 家诊所的生意？是否应该选到 5 千米以外？"团队成员充满疑惑和担忧。

为了进一步研究选址方案是否合理，团队把第 1 家诊所目前的患者数据调取出来，分析患者分布、人群、年龄结构、疾病种类等信息。发现在第 2 家诊所选址的地方，确实有第 1 家诊所的患者，但占比不到 10%。这说明社区诊所服务半径是有限的，目前的选址方案虽然与第 1 家服务半径有所重叠，但不会形成冲突。于是团队决定，选址方案保持不变。

第2家诊所开业后的运营业绩证明,选址方案完全正确。由于有第1家诊所培养的那部分10%的患者作为基础,第2家诊所的经营十分顺利。这些患者出于对邻家好医第1家诊所的信任和认可,在邻家好医宣布将开到其所在社区以后,就开始将邻家好医介绍给亲朋好友。口口相传的好口碑让邻家好医第2家诊所经营3个月后,日门诊量就达到了40人次,6个月就实现了现金流的盈亏平衡。第2家诊所不仅没有影响第1家诊所的患者流量,而且还带动了第1家诊所的流量。甚至有些患者在微信群里咨询,什么时候可以在他们家的小区开下一家诊所。这说明邻家好医逐步形成了区域内的品牌效应。团队认为,如果当时在5千米以外开设新诊所,没有这10%患者做基础,第2家诊所不可能在这么短时间内就盈亏平衡,邻家好医也不会在区域内形成品牌。

根据上述经验,邻家好医在诊所的布局上,运用互联网思维,综合考虑诊所的覆盖半径和资金成本,探索出了"中心诊所＋卫星诊所"这一独特的模式。中心诊所定位为诊所部面积在400平方米以上,科目设置齐全,检验、B超、放射等科目均有设置,资金投入较大。但是,中心诊所不可能覆盖到5千米外的患者。为了解决这个问题,在中心诊所周围2千米～3千米的地方开设卫星诊所,能够再覆盖2千米～3千米的患者。卫星诊所的面积在200～300平方米,有两三个科室,资金投入较低。如果有些患者的疾病在卫星诊所解决不了,通过卫星诊所建立的医患信任关系,可以较为容易地说服患者转诊到中心诊所,实现中心诊所和卫星诊所的联动。

6 尾声

远亲不如近邻,邻家好医融入社区居民生活,像关心家人一样关心每一位患者,每一位邻居。正是依靠着对"以医疗质量为基础,以患者为中心"理念的坚守,邻家好医颠覆了居民对社区诊所的传统印象,获得了广泛的好评。

到2019年年底,邻家好医已经在浙江省内开设了16家诊所,最大的一家诊所年门诊量达到8万人次。由于邻家好医还在扩张中,就经济效益而言,整体上还是亏损的。看着财务报表,面对投资者的压力,罗林有时候也在思考,是不是要继续扩张下去？这种模式是否有可持续性？

在这种时候，罗林会看看邻家好医诊所的公益讲座微信群，翻翻收到的患者感谢信。"儿子感冒好了！发现儿子生病的时候，有点不知所措，还好邻家好医就在附近，去了很快就看上医生了，医生看得很仔细，各种注意事项交代得很清楚，开的药也很有效果，真的很感谢你们！"

"我原先准备去浙江大学医学院附属儿童医院（简称省儿保），在车上转念一想，从下沙去省儿保，去一趟需要一个多小时，然后再排队看病，至少得三个小时。邻家好医就在我家门口，我带着孩子试着去看了看。结果发现这儿挺好的，医生服务态度好，效率也高，小孩病看好了，还省了不少时间。"

这些患者的信任、支持和感谢，给了罗林和他的团队克服各种困难、坚持把中国社区医疗办好的信心和勇气。

而且从经济上分析，亏损是由于新建诊所的成本投入以及信息化系统的研发、运维和人力投入造成的。随着新诊所业绩的提升、信息化系统的成熟，亏损可以得到扭转。团队估计，当诊所扩张到30家时，企业整体上就能够达到盈亏平衡。随着患者口碑传播和品牌效应的进一步显现，盈利还能够不断地提高。

想到未来的发展，邻家好医团队雄心勃勃地计划在杭州绕城一带和城西科创走廊一路拓展发展，因为这两个区域新杭州人比较多。新杭州人年纪比较轻，医疗消费习惯尚未养成，是很好的拓展对象。

长远来看，邻家好医将自己定位为一家科技公司，医疗只是一个板块。邻家好医花费重金打造临床医疗标准化，目的就是为了使得数据能够标准化，为未来发展成为医疗数据公司打下基础。

同时邻家好医计划在患者流量充足后，再开设自己的专科医院。这些战略和计划怎么实施，又会遇到怎样的困难，带着战略和目标实施上的问题，罗林又踏上那条小路，思考着邻家好医的未来……

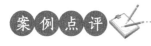

邻家好医之所以能够在社区医疗领域开创新局面，主要是在以下几个方面做出了特色。

第一，定位精准。

首先,在选址上,邻家好医团队把社区诊所设置在公立医院相对薄弱之处,突出社区诊所看常见病、急病的便捷性,吸引了认为去大医院就诊麻烦的那部分患者;其次,在目标客户群定位上,选择了"85后"中产阶级,他们择医观念开放,就医习惯尚未养成,工作繁忙,去大医院排队不便,因而前来就诊的可能性较高;最后,在诊疗科目的设置上,主打儿科这一对就医时间有比较急切需求的科目,突显了社区诊所的便利性,并且有利于通过儿科切入家庭,锁定客户,从儿童这单一流量扩展到家庭的流量。

第二,有效解决了患者信任问题。

医疗行业的信任包括患者和医生之间的信任、患者和医疗机构的信任。有些患者只信任医生,医生到哪里,就去哪里看病;有些患者只信任医疗机构,只要是这家医疗机构的医生,就都信任。邻家好医通过一系列举措,强化了社区诊所的社交功能,提高了患者对医生的信任度,最终实现了患者对医疗机构的信任。

首先,初创期招聘名医和专家。无论是三甲医院的儿科主任还是《全科医学》教材副主编冯亚民教授等,名医的品牌效应能够为初出茅庐的邻家好医服务质量背书、把关,让患者愿意踏出第一步。

其次,医护人员深入社区,建立情感信任。邻家好医的医生必须居住在社区附近,成为社区居民的一分子。这种扎根基层的"群众路线"能够强化"邻家"的概念,医生是邻家的,医生所在的医疗机构也是邻家的。

最后,建立标准化临床路径,提高诊疗的相对一致性,产生专业信任,也是建立患者对邻家好医品牌信任的最重要条件。凡是在邻家好医的诊所就医,同样的疾病哪怕是不同的医生接诊,得出的结果和解决方案是相对一致的。这种脱离医生个人路径的诊断方式,能够让患者感受到是整个医疗机构的体系在服务自己,而不是医生个体在服务自己,哪怕给自己接诊的医生不在,医疗服务质量也不下降,让"一个好医生"变成"一群好医生",强化了患者对"好医"的概念。

第三,为社区诊所的发展探索出了一套新的模式。

首先,走区域化发展道路。邻家好医在探索过程中得出区域化才是社区诊所的最佳战略布局,而不是在全国各地开连锁诊所。"种子用户"是社区诊所最宝贵的资源,通过他们的口口相传,能让新的诊所更快地发展、壮大。在这一战略的指导下,邻家好医的"中心诊所＋卫星诊所"模式应运而生。

其次,培养自己的医疗团队。虽然名医专家的背书能够为邻家好医打响名声,打开市场,但他们与邻家好医的理念、服务方式不相适应。因此,邻家好医逐步培养了一群具有邻家好医文化的医生,让名医逐步转到幕后,利用他们丰富的经验和知识,成为提供业务支持、监督管理的力量。

最后,打造信息化平台。信息化平台是邻家好医区别于其他社区诊所的核心要素之一,也是邻家好医长远发展的基石。信息化平台的开发和使用,不仅提供了便捷、高效的医疗服务,保障了医疗质量,还积累了标准化的数据,使邻家好医成为医疗科技公司和将来开设专科医院成为可能。

美中宜和:价值观引领的一条龙妇幼健康服务体系创建①

摘　要:本案例描述了杭州美中宜和妇儿医院(简称美中宜和)从初创到发展的历程。美中宜和总院于 2006 年落户北京,一直坚持"以安全、医疗为本质"作为核心价值观,提供一条龙妇幼健康服务。北京模式基本成熟后,美中宜和逐步向长三角、珠三角发展。公司副总裁岳昭被总部派往杭州开拓,在当地政府管理部门不了解、老百姓普遍对民营医院有偏见、医疗人才和管理人才短缺的背景下,岳昭带领着团队一一攻克各方面困难,从初创阶段逐步进入了稳健增长阶段。他们是如何做到的? 在业务量不断增加的今天,下一步该如何发展? 岳昭在回忆和思索着。

关键词:价值观;民营妇儿医院;医疗本质;资本属性

0 引言

杭州美中宜和妇儿医院毗邻西溪湿地,位于城西商业中心。走进大厅,挑高层的落地玻璃显得整个大厅宽敞明亮,中间是一个半圈形的服务台,前台姑娘们巧笑嫣然地接待着客户,在大厅的左右两侧,放置着米色、简约的沙发和茶几,流线型设计没有棱角,方便大着肚子的准妈妈们等待或休息,整个大厅既没有消毒水的味道,也没有高级酒店里那种迎客香水味,照顾着准妈妈们日渐敏感怕异味的嗅觉感官。

---

① 本案例由浙江大学健康产业创新研究中心兼职助理研究员、浙江大学医疗健康产业 MBA2018 级学员王催燕执笔撰写。

2019 年的秋天,杭州美中宜和妇儿医院已经走过了四个半年头,这一年也是集团副总裁岳昭来到杭州的第三个年头。院区的影响力逐年增大,客人越来越多,每个月的病房都是满的。即使在这种情况下,岳昭思考最多的,仍然是如何进一步拓展服务领域,更好地提供妇幼健康服务,如何让管理队伍和医疗服务人员能够跟上院区发展的步伐? 面对未来发展可能出现的种种问题,岳昭虽然有一定的心理准备,但还是倍感压力。

1　美中宜和的创建

2006 年 7 月 1 日,一家致力于创建国际品质高端医疗的妇儿医院诞生:北京美中宜和妇儿医院在北京丽都商圈开张。那时的岳昭,还在上海中发集团从事集团管理工作,他并没有想到今后的工作会和妇产科有所联系。

美中宜和品牌创始人是两位优雅大方、睿智果敢的女士:胡澜(Lana)和陈霄(Jessie)。胡澜博士毕业于北京大学医学院(原北京医科大学),毕业后曾在拜耳医药任职临床研究员,后赴美获得俄亥俄州立医科大学博士学位、密歇根大学 MBA 学位。2002 年胡澜曾加入 JP 摩根的投资银行部门,主要负责企业融资以及收购兼并的顾问工作。陈霄毕业于北京工业大学国际贸易专业,毕业后在毕马威会计师事务所任审计师,之后任职于瑞士银行投资银行部。她们在海外工作发展多年,深刻感受到国内外医疗服务水平的巨大差距,带着为中国女性提供有尊严的医疗服务的理想,开始了她们的创业生涯。经过一年多的研究和准备,在国内天使投资人和创业团队的共同投资下,于 2006 年在北京创建了首家美中宜和妇儿医院。

与其他民营医院不同,她们想把美中宜和做成一个集高端医疗服务和规范管理于一体的平台,并因此选择了妇幼医院方向。"有些科室更专注于某个医生的个人技巧与能力,比如脑外科、心外科这种科室,而妇幼这个领域更偏重医疗管理,更适合民营医院的发展。"这是胡澜为自己区别于公立医院做差异化服务所找到的战略缺口。她们设想:以医疗为本质,以安全为首位,针对国内高端母婴人群,引入西方理念的特色服务,设立家庭化产房,使待产分娩一体化,让国内的妈妈们能够享受满意的分娩服务。她们认为应该抱着敬畏生命的态度,坚守医疗本质,坚持"有所为,有所不为"的原则,一切为孕妇、产妇着想,为生命负责。

理想是美好的,现实的道路却是曲折的,开业第一个月的收入只有960元。所有的人都很着急。当时中国民营医疗市场尚处于初创阶段,人们对民营医疗机构认知低且存在很大误解。有人建议创始人团队走当时多数民营医院大规模网络营销和"以药养医"的"成熟"路线,但胡澜和陈霄不想改变自己的初衷,不想把美中宜和变成一家以"赚钱"为核心、市场部经理比医生话语权还高的医院。她们承受着前期的巨额亏损,静心做规范,用四年的时间将医院管理划分成32个管理模块和1008条操作流程,使每一个模块的服务以及所有细节都能标准化运营,从而保证每一位客户在美中宜和都能享受到相同品质的高端医疗服务。

2010年,对美中宜和而言是转折性的一年。经过四年的努力,美中宜和在北京私立高端产科领域获得了超过50%的市场份额,并成了全国知名的妇儿高端医疗服务品牌。这一年美中宜和成立了医疗集团,胡澜希望将用四年时间沉淀下来的管理和服务体系,复制去开分院。也是在这一年,具有联想集团背景的投资机构君联资本进入美中宜和。君联资本理解美中宜和的理念,并帮助进行了一些体系的搭建,包括培训、质控;等等,君联资本希望能够帮助美中宜和进一步拓展,最终发展成为一家有一定规模的妇儿医疗服务品牌公司。

也正是在这一年,岳昭在北京创立了自己的月子中心——禧月阁。

2 缘起:双方携手

岳昭,毕业于加拿大西安大略大学,企业管理和经济学双学士,学成归来后的2006—2010年,在上海中发集团任职。

岳昭开始关注和妇产科相关的事件,起源于大女儿的出生。女儿从出生到进行黄疸治疗的经历,使岳昭深刻地感受到了公立妇产科、妇幼保健服务上存在的缺陷。公立妇产科医院没有服务人员,医护人员懂技术却缺乏服务意识,从孕产妇怀孕体检开始到生产、宝宝的体检以及后续的健康问题,碰到的都是技术性的流程化处理,很多时候让患者找不到方向。同时,岳昭发现,对于国内已经有优质服务需求的客户而言,产后的优质服务在市场上几乎是零存在。

发现了这一点后,岳昭立即到中国台湾和韩国做了市场调研,发现产后月子服务很有市场。此时上海已经有一两家月子会所,可北京还是处女地,没有高端的月子中心。北京是一个开放性的国际化城市,虽然月子市场是零,开拓起来有点难度,但是一旦品牌建立起来,就会不可撼动。说干就干,2010年,岳昭用100万元在北京创办了禧月阁月子会所,这是北京最早的月子中心。禧月阁开业以后,很快地就吸引了对产后休养有高端需求的客户,业务量稳步增长。

2013年,当美中宜和的创始人找到在北京高端月子服务领域同样有较好口碑的禧月阁创始人岳昭时,双方一番交谈,发现价值观高度一致,做事思路也基本一致。双方深知医疗服务事业无捷径可走,需要坚守医疗本质,义无反顾地走稳扎稳打的路,以安全、医疗为本质作为核心价值观,一切为客户着想,不急功近利,不虚假宣传,一步一个脚印,从专业医疗和服务上打动客户。很快,美中宜和收购了禧月阁,岳昭加入美中宜和集团,分管禧月阁月子中心业务,并逐步开始了解熟悉妇产科业务。

3　进入杭州拓展

美中宜和有了专业的投资资金进入之后,不仅在产业链延伸上有了作为,而且也准备开启向全国的拓展。最初,美中宜和考虑的是中国最有经济实力和活力的几个地区,比如长三角和珠三角地区。长三角地区首先考虑的是上海、南京、杭州。因此2013年,美中宜和开始在这三个城市同时选址。

在杭州,美中宜和首先考虑两个片区,一是城西,二是滨江区。因为这两个地区还没有高端的妇产科医疗机构,医疗资源相对稀缺,优质的儿科资源就更加匮乏。由于当时的美中宜和管理层对城西比较熟,所以优先考虑在城西选址。非常偶然的,美中宜和正好遇到了合适的物业,问题是这一地点旁边已有一家民营妇产科医院。两家业务是否重合? 他们经过调研发现,两家医院之间的品牌定位和产品定位有差异,这个顾虑可以放下。但新的问题又来了,西湖区政府管理部门指出,根据《医疗机构设置规划指导原则》,在现有医疗机构一定范围之内是不能再开设其他同类医疗机构的。为了说明美中宜和与现有医疗机构的差异,美中宜和管理层专程带着政府管理人员来到北京,参观了解北京美中宜和。政府管理部门了解到美中宜和是一家成熟、规范的高端品牌医疗服务机构,而当时的西湖区的确也缺乏这样高端的妇幼医疗服务机构。在相关部门的支持下,美中宜和作为优质医疗项目引进,顺利地拿到了妇幼医疗营业牌照。

随着物业建筑竣工,2014 年美中宜和装修进场,并同时进行杭州院区公示。当周围的老百姓知道这里要开一家医院,一部分老百姓认为医院会有污染,会有传染病。因此他们挂起反对条幅,去相关的管理部门提意见,要求不在此地建造医院。反对声越来越大,直接影响了装修的进度,再闹下去有可能医院都不能开张。美中宜和管理层从侧面了解到,反对声这么大,除了背后有竞争对手在捣鬼外,这个问题出现的主要原因,是老百姓不了解美中宜和医院。为了消除老百姓的质疑,美中宜和管理层花了很多时间,集合周边老百姓坐在一起,耐心地沟通、解释、交流,告诉老百姓,美中宜和是一家产科医院,是生孩子开开心心的事,业务也干干净净的,按照规定也不能接受传染病病人,美中宜和也不会为了赚钱收治传染病病人。渐渐的,老百姓的误会解除了。一部分老百姓还觉得,自己家门口有这么一家高端的妇产科医疗机构,也很不错,或许自己家人哪天也需要呢!加上当地政府帮助做调解工作,最终老百姓不闹了。

2015 年 3 月 26 日,杭州美中宜和妇儿医院正式开业,成为美中宜和在长三角地区开设的首家院区。医院设有产科病房、儿科病房和新生儿科病房共 82 间,还有 LDRP(labor, delivery, recovery, postpartum,待产、分娩、分娩后留观、产后恢复一体化)产房和产后休养中心等,在西溪湿地同时配备禧月阁月子会所。

在开业之前,与装修同步进行的是人员的招聘和培训工作。搭建一家医院需要很多专业人才,筹建期间大部分管理人员都是从集团总部选派过来的,所有在本地招聘来的医护人员和管理人员都会被派到北京,先进行三个月到半年时间的培训和实习。

由于杭州院区时任院长和管理层在医院开张后的一段时间内,开拓市场遇到了一系列的问题。集团最终决定,派时任北京院区副总裁的岳昭前往杭州院区亲自坐镇。2016 年,岳昭被派往杭州院区任院长一职。

4　市场拓展

即使到了 2016 年,杭州的民营医院在市场中的社会声誉仍不怎么好。受早期民营医院不规范经营的影响,老百姓普遍觉得民营医院乱收费、唯利是图,因此老百姓对民营医院通常都有很强的戒备心理，这往往和消费能力无关。很多人即使有消费能力，也不敢或不愿意到一个不了解且可能被"宰"的地方去分娩，而宁愿去公立医院挤一张床。

从北京来到杭州院区的市场负责人魏华很快发现了杭州院区与北京成熟市场的差异。在市场开拓过程中，他们面临的最大问题是消费者的信任问题：怎样才能够转变大家对民营医疗机构，特别是他们现在还不了解的美中宜和的负面认知？如果靠做广告，对于医疗行业来说，并不是一个能让人信服的最好方式，更多的还是要靠客户体验，有了好的体验后，就会有口碑传播，这样品牌才能建立起来。杭州院区管理层经过沟通，大家一致认为关键还是要做好内功，同时口碑是一个非常重要的传播方式，通过线上线下口碑传播，可在一定程度上转变老百姓的认知偏差。除了客人的自然口碑，对于大众认知较高的线上口碑平台（类似大众点评）也是必须重视的宣传阵地，要做的就是给每一个客人最好的服务，促使客人在口碑平台上留下满意的评价。另外，利用线下异业渠道带动泛意向客户群口碑也是前期较好达成的方式。因此他们首先选择母婴圈子中，在北京已经有过合作的相关上下游产业的企业，在其客户群做口碑传播。这些企业由于已经对美中宜和有良好的认知，所以也愿意通过讲座、会员活动等形式进行合作。

口碑要做起来，关键还是要有第一批客户。经过分析，美中宜和选择了本地的社区医院、阿里人以及新杭州人作为营销目标客户群。选择社区医院，是因为它是孕妇群最集中且最能达成直接接触的地方；选择阿里人，一是因为阿里员工的消费观念和收入上跟美中宜和匹配，二是因为阿里在北京也有自己的分支机构，他们的很多同事，比如北京的同事，对美中宜和品牌是有认知的，攻克起来更容易些，三是因为阿里群体大，面临生育的人数多；新杭州人是指有文化素养、中高收入、中高消费，因为工作的原因经常多城市出差、信息交流多的外地来杭工作人员，他们在杭州还没有形成相对固定的医疗关系和消费习惯，往往会通过信息的收集和交流来选择相应的医疗机构，收入水平和消费观念都比较匹配美中宜和。

要请社区医院帮忙宣传，前提是让社区医院医生先认可美中宜和。为此，杭州院区管理层派人带了很多社区医院医生来美中宜和参观，请专家做讲座，开一些继续教育班来吸引医生修学分。通过这些活动，让社区医生了解美中宜和医院，体验医院环境和医生的能力，获得他们对医院的认可，从而形成信任感。这样社区医生就会在社区工作的时候，直接把美中宜和推荐给有关的消费者。由于前期的社区群主要是通过四维彩超、NT 检查等单项项目作为引流,所以实际的分娩客户转化并不好,但却在周边形成了基础口碑,提高了市场知名度。

真正成为美中宜和杭州院区第一批分娩套餐的种子客户还是像阿里这样的公司员工或者新杭州人,他们或者是通过网络对美中宜和有一些了解,知道美中宜和不是一个崭新的不靠谱机构,知道北京也有这样的机构,而且在北京已经有了较好的知名度,所以有需要时会跑过来实地考察了解;或者是他或她的朋友就在美中宜和生过孩子,尤其是像杭州、北京之间来回跑的双城人,因为工作等各方面关系,朋友之间自然而然地相互交流信息,相互推荐,就会对美中宜和有信任,需要时会来。

为了打开杭州市场,美中宜和在定价策略上也和北京不同。杭州和北京一样都是使用套餐制,套餐价格尽管和北京是一样的(比如多少次的产检加上分娩一共多少钱),但是针对杭州的市场接受度,杭州美中宜和比北京市场的折扣要低一些,一方面更符合杭州市场现状,另一方面也适当降低了准入门槛,使更多人能够体验到美中宜和的优良服务。

有了基本的种子客户,口碑营销就有了基础,加上性价比较高的价格促销策略,每月客户数就像滚动的雪球,逐步地稳定增加。杭州周边区域也开始辐射进来,包括宁波、台州、义乌、金华,越来越多的外地客人来到杭州美中宜和,甚至还有上海、南京、安徽等外省市人士慕名而来。开业两年多时间后,每月分娩量开始达到 50 人,到第三年的时候,美中宜和累计分娩量达到了 1000 人,现在已稳定上升到 100 人/月。

5 队伍建设和培养

美中宜和用人不仅注重员工的价值观和实际专业水平,而且也注重在整个诊疗过程中能否按总院的规范开展。为此,所有进入杭州美中宜和的员工,都需要经过集团的规范化入职培训,俗称"入模培训"。招聘来的核心医疗人员或管理人员,都要去北京总部经过三个月到半年的脱岗培训,像科室主任或高级管理人员更是必须参加。培训中,美中宜和会和医护人员相互尊重地交流和沟通,规范就诊方式以及和病人交流的方式,交流如何建立医患关系,等等。更重要的是,经过培训让所有的员工都能够认同美中宜和的经营理念,能够真正融入美中宜和的企业文化。虽然这样做成本相对较高,但是美中宜和认为很值得,它保证了当客人来到杭州的美中宜和所看见和体验到的,和在北京院区所看见和体验到的,是一模一样的。

这中间最难的是如何找到真正符合要求的院区高层管理者,美中宜和对于管理者的要求非常高,一方面要求能真正深刻理解医疗本质,充分了解美中宜和的文化,另一方面要有医院管理的专业素质和能力。但是,能把这两方面都结合起来的人很少,杭州院区开始也找过一些专家型的人才,曾经聘用了院长级别的人来做高管,结果发现还是无法很好地贯彻集团价值观。他们最后发现,只有靠内部培养,才能保持核心价值观不变,路才不会走偏。

为了让医护人员和管理人员能够全心全意地为客户的安全医疗服务,美中宜和的薪资策略也不是功利性的。美中宜和一是根据不同的职位、岗位和年资给予中等偏上的薪资,使其生活有保障;二是奖金不直接跟个人业务量或科室业务量挂钩,而是综合考虑医疗质量控制以及客户满意度等专业及服务品质问题,以保证医疗服务的纯粹性;三是建立共享机制,奖金与全院的业务收入挂钩,也承诺将来可以分享利润,即在既有保障之外,当美中宜和的业务量达到一定水平、有一定利润时,院区就会拿出一部分利润来跟大家分享,让大家能共享医院成长的喜悦。

正是在这样的用人理念和报酬机制引导下,美中宜和吸引了一大批当地优秀医疗人才的加入,杭州院区人才结构也呈现出了几个明显特点:

• 浙江范围的医生跟其他地方的医生相比,更具有市场意识、运营意识和经营意识,尤其是科主任。杭州院区的临床团队,在工作中会更加往如何保证整个业务链顺畅发展的角度去思考和努力。

• 因为有着对价值观的认可,可以做个纯粹的医师,杭州院区的医生更愿意把院区当作自己的长期发展平台来看待。

• 医院的管理更加注重服务性管理。杭州美中宜和的管理不是一种家长式的管理,而是在整体上创造了一个相对宽松的环境和对员工充分的尊重。尤其对临床来说,院区和临床常常沟通且无思想障碍,临床管业务、质量、安全,他们更多的是从业务本身出发,当有新业务的时候,主任就会和院区沟通,同时院区也会给主任提供相关市场、会议信息等一些机会,有利于主任到处跑跑看看,开阔眼界,从而能把真正好的有利于院区成长的业务快速做起来。

渐渐的,有着很好口碑和氛围的杭州美中宜和吸引了更多的医疗专家人才全职加盟。比如:儿外科徐珊主任,之前是浙江省儿保的泌尿外科大主任;儿科主任叶雯,之前是温州医科大学附属第二医院儿科主任;妇产科主任魏东红,曾经还有某家省级三甲医院想挖过去。

6 未来发展

经过 14 年的沉淀,美中宜和集团拥有了独特的医疗安全体系、严格的质量管理模式和全方位的客户综合体验。现有 6 家妇儿医院、1 家全科门诊和 3 家月子中心,提供产科、妇科、儿科、生殖中心、产后诊疗中心、产后康复中心、医学美容等一条龙服务,已覆盖京津冀、珠三角和长三角三大区域,包括北京、天津、深圳、杭州、上海(在建)几个院区。

除了妇产科、儿科、儿保、月子,北京两个院区在 2018 年年底和 2019 年年初陆续开展了医美业务。医美市场竞争激烈,营销获客成本非常高,基本上能占到收入的 60％甚至更高。而美中宜和借助妇产科已积累有成熟的客户资源,具有天然的竞争优势,可以节约很多营销成本,将更多的投入用于专业人员的招聘和设备的提升,以及制定更有竞争力的产品定价。

同时,美中宜和也已经开始向辅助生殖领域市场进军。辅助生殖的需求在中国非常大,数据统计,有 16％左右的夫妇需要通过辅助生殖受孕,但是中国现在能满足的需求可能连 1％都不到。这主要是因为医疗机构提供的实验室周期长,同时也因为牌照发放卡得很紧,相关医疗机构少。2015 年,美中宜和天津院区通过了 JCI(国际医疗卫生机构认证联合委员会)评审认证,获得体外受精—胚胎移植(IVF-ET)及卵泡浆内单精子显微注射(ICSI)技术的医疗资质。目前天津院区拥有 IVF 生殖实验室牌照,可以开展相关业务。在北京,2019 年美中宜和收购了具有生殖牌照的宝岛妇儿医院,接下去在北京也可以开展业务。

杭州院区的未来发展,必然也要跟随集团发展的步伐。随着杭州院区业务量的上升,2019 年 11 月份首次月度分娩量超过 100 人,其他各项业务也稳步增长,医美及辅助生殖已经开始计划发展,并准备在滨江区开设分院以辐射更多区域。至此,美中宜和杭州院区以女性分娩为主线,为女性提供一条龙服务,服务内容包括女性健康管理及常见疾病诊疗、备孕指导、产前检查、产科、儿科、产后康复(月子中心)、生殖健康及医疗美容。针对儿童，院区在原有的儿童保健、儿童常见疾病诊疗业务的基础上增加了儿童口腔科、儿童眼科，儿外科尤其是小儿泌尿外科更已经成为杭州院区的特色优势项目。

7 尾声

随着杭州院区新的发展设想的提出，对医院医疗人员和管理人员提出了更高的要求。杭州院区下一步如何具体落实发展设想？如何更好地培养专业人才，帮助他们随着院区一起成长？岳昭知道路途中还会遇到很多困难，但是无论如何，他和集团都会把"以安全、医疗为本质"的核心价值观坚持下去，希望通过美中宜和的努力，不仅能够为更多的老百姓提供更好的医疗服务，而且能够逐步改变长期以来老百姓对于民营医疗机构的偏见，让民营医疗机构和公立医疗机构能够共同更好地发展。

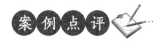

案例点评

美中宜和之所以能够在民营医院中独树一帜，主要有以下三个突出特点。

第一，"以安全、医疗为本质"作为核心价值观，引领医院的经营与管理。

当同时期一部分民营医院是以追求利润最大化为目标时，美中宜和从创始人开始，就一直秉承"以安全、医疗为本质"的核心价值观。美中宜和选择投资者、培养与选择高管和医务人员、确定考核薪酬制度等时，都是以价值观为导向的。在医疗、安全和利润相矛盾的时候，优先选择对患者负责，这是美中宜和能建立口碑、树立品牌的基础。

第二，构建女性健康服务一条龙业务闭环，方便客户，共享规模经济。

美中宜和初创阶段是以产科为主，为客户提供优质服务。积累客户以后，逐步扩大服务范围。服务包括产前检查、产科、儿科（以特色儿外科为主，筛查及治疗新生儿先天性泌尿缺陷疾病）、儿童口腔科、产后康复（月子会所）、生殖健康及医疗美容。业务闭环既包括准备生育的女性、怀孕女性、新生儿及幼儿,又包括不在生产期的女性,如医疗美容和辅助生殖。这样的闭环服务,不仅降低了获客成本,提高了客户满意度,同时也使集团各种医疗资源能充分利用,增加了收入。

第三,知行合一,将价值观落地的现代医院管理体系。

企业文化可分为价值观和理念构成的精神文化层、行为准则和规范构成的制度层以及各种外在物质所呈现的企业形象层。精神文化层是企业文化的核心和主体。美中宜和将价值观融入制度、行为规范、员工素质培训、流程优化设计、物理空间的布局及具体的服务细节中,制定出32个管理模块和1008个管理制度、保障体系,知行合一,把价值观融入医院系统化的管理模式之中,并为客户感知和认可,从而形成了良好的口碑,为业务的发展奠定了坚实基础。

三叶儿童口腔：家庭会员制为核心
的服务模式创新[①]

摘　要: 10 年前的中国,人们对儿童口腔健康意识薄弱,儿童牙病发展到疼痛才会去看牙医。而儿童口腔医生因收入低导致数量严重不足,进而产生了儿童牙科病就医难、就诊体验差的现象。三叶儿童口腔管理公司(简称三叶、三叶儿童口腔)在创始人张野博士的带领下,经过不懈的努力,在儿童口腔行业探索并创新了"预防重于治疗"的理念,以系统口腔健康管理的会员制为核心,以"安全,舒适,专业和文明"为三叶企业文化,打造让家长信任、儿童喜欢的新型儿童口腔连锁医疗机构。三叶儿童口腔创立六年来,按国际儿童口腔医疗标准,不断优化服务流程,已在全国成功开设了连锁医疗机构 17 家,并获得了同行和家长们的好评。本案例记载了三叶儿童口腔初创由来和会员制儿童口腔健康管理服务模式的创新历程。

关键词: 会员制;预防重于治疗;舒适化;标准化管理;安全医疗

0　引言

2019 年 7 月中旬,笔者家中 7 岁小儿"小鱼儿"补牙填充材料已脱落一个多月,因对半年前看牙体验仍存恐惧,"小鱼儿"一直抗拒去以前去过的医院口腔科治疗。恰好不久前的 6 月 26 日,在由浙江大学 MBA 中心组织的通策医疗集团参访活动中,三叶

---

①　本案例由浙江大学医疗健康产业 MBA2018 级学员余红星执笔撰写。

儿童口腔西湖医院韩东晓院长给我们介绍了三叶儿童口腔的经营模式,其舒适化的治疗环境和会员服务制让笔者印象颇深。于是通过三叶儿童口腔客服微信,笔者预约了7月24日就诊。初次就诊,让笔者惊叹的是,"小鱼儿"不仅治疗全程没有哭闹,还骄傲地说:"桃子医生阿姨,夸我表现得很棒很勇敢,下周还要再过来看牙,还看动画片,我还要拿积分换玩具。"

三叶儿童口腔究竟有着什么样的魔力,能够让小朋友不再抗拒看牙呢?这还得从三叶儿童口腔创始人张野博士曲折的创业历程说起……

1 儿童口腔科普"大V"张野的创业初心

1.1 "叶子张野"简介

1984年,23岁的张野从吉林大学白求恩医学部(原白求恩医科大学)口腔系毕业后,就来到了刚成立的北京大学口腔医学院魏公村新院儿科,也是中国儿童牙科创始人李宏毅教授的儿童牙科团队。在这个人才聚集的团队里,张野几年间如饥似渴地学习和沉淀,无论在临床、教学还是科研上,都有了优秀成就:临床上被孩子们喜爱和家长认可,科研上发表论文,教学上获得北京大学优秀教师奖。这些进步让她越来越热爱儿童口腔这个领域和事业。

1986年,作为在中国北京举办的"第一届国际儿童牙医学会"筹备小组成员之一,张野在学术会议上担任同声翻译,这次会议让她遇到了日本长崎大学齿学部儿科主任后藤教授。在后藤教授的邀请下,三个月后的1987年,她开始了日本长崎大学齿学部儿科的教授助理工作。在日本10多年的大学工作生涯中,30多篇国际儿童牙科杂志学术论文的发表以及儿童牙科博士学位的获得,让张野博士在儿童口腔领域有了更大的发展和成就。

1999年,张野博士随丈夫前往美国,并继续在美国不同的儿童口腔医疗机构持续为孩子们服务。

30多年来,虽然张野博士长期工作在国外,但是她的心却一直惦记着中国孩子们的牙齿健康问题。对比国外发达国家几乎人人都有一口美丽的牙齿和自信笑容的孩子们,《第四次全国口腔健康流行病学调查报告》却表明,国内 5 岁儿童乳牙龋患率高达 70.9％,治疗率却不到 5％。几十年过去了,在经济高速发展的中国,为什么大部分家长和部分医生还停留在儿童乳牙蛀牙不需要治疗的认知状态? 她认识到是时候来唤起国人的爱牙意识了,尤其是需要有人来做唤醒中国家长重视孩子口腔健康这个事情。

说干就干,行动力极强的张野博士在 2011 年看到了一个合适的平台——新浪微博,她以"叶子张野"的账号开始了日复一日地科普她专攻的儿童口腔领域的知识,将专业的儿童口腔疾病防治知识用通俗易懂的语言展现给大众,让越来越多的人了解儿童口腔健康的重要性。

功夫不负有心人,每日的科普,连续几年的坚持,到 2014 年"粉丝"已越来越多,张野博士每天都会收到上百条私信和有关儿童牙科问题的提问,一人之力渐渐难以满足众多"粉丝"们的需求,怎么办? 张野博士开始召集有志于向大众传播口腔医学知识的专业团队。号召发出之后的短短一个小时,就有几十名来自世界各地的热心牙医申请加入,由此她组建了"叶子口腔科普"团队,并开设了"叶子口腔科普"官方公众号。叶子口腔科普团队继续秉承"传播口腔医学知识、让众多的国人拥有健康美丽的笑容"的宗旨,坚持用严谨认真的态度做专业口腔科普。

到 2014 年年底,"叶子张野"的微博账号已有了 20 多万"粉丝","叶子口腔科普"上分享文章 332 篇,阅读次数 3.2 亿次,并拥有了 100 多位口腔专家科普团队,张野博士在不知不觉中成了被家长和同行认可的社交媒体儿童口腔健康意见领袖。

为了解决基层儿童牙科医生人员短缺和技术水平不足的问题,2015 年,叶子口腔科普开设了科普和专业网络培训课程。至今已组建了近万人的科普群和牙医社群,让大众和牙医足不出户,就能相互学习和交流科普知识,学习前沿牙科技术,进而让大众更重视口腔健康,让医生更专业地服务好患者。张野博士还不满足于只是提供线上科普,她还亲自参与了多本儿童口腔科普书和系列绘本的编辑工作;她的淘宝店"叶子专柜"也为广大家长提供口腔保健品,以解决消费者因为不专业,不知道应该选购何种口腔保健品的问题。

1.2 缘起:三叶儿童口腔的创立

谈到当时为什么会想到创立三叶儿童口腔,张野说,非常简单:想让中国的孩子一辈子不被蛀牙的疼痛折磨,让孩子一辈子不因里倒歪斜的牙齿被别人嫌弃。至于直接的原因,则来自"粉丝"中成千上万的家长的期盼。

随着儿童口腔科普的开展,越来越多的家长了解到了更多的儿童口腔科普常识。道理明白了,就有了行动动机,很多家长开始重视儿童口腔健康,不仅开始给孩子刷牙、戒夜奶、使用牙线,有牙病孩子的家长也开始寻找儿童牙医给孩子看牙。但问题来了,家长们发现很难找到合适的医疗机构及儿童牙科医生。很多"粉丝"要求张野博士推荐儿童牙科医生和接受儿童治疗的口腔医疗机构。

面对快速增长的儿童口腔治疗需求,张野博士意识到只有在全国建立儿童口腔连锁医疗机构,才能满足全国各地的孩子们的需求,这可能也是一个很好的商机。张野博士用了半年时间做了很多功课,先后进行了儿童牙科市场现状调查,咨询了国内外儿童牙科专家的意见。结果表明,市场需求很大,但多数专家的反馈是虽然可以做,但很难做好,因为国内严重缺乏儿童牙科医生,好的儿童牙科医生都选择在公立医院工作,一般不会出来创业。

张野博士面对困难并没有就此放弃,反而有了更具体的设想,觉得只要提供给医生们最专业的医疗培训,给予有幸福感的待遇和个人成长空间,让客户获得最专业的医疗服务,有舒适的就诊体验,就能获得医生和客户的认可,就可以持续发展。多年的愿望为什么不去试试呢?

2013年11月15日的一条微博帖:"要不我回国内建个儿童口腔全国连锁诊所?只为孩子服务。梦想可以成真吗?"这个帖子被一位有心的铁粉李记者看到,并转发给了通策医疗集团(简称通策医疗)的吕建明董事长。通策医疗是一家口腔医疗上市公司,随着业绩的不断发展,也在准备重点开发儿童口腔领域。共同的愿景目标让他们走到了一起,于是张野博士和吕建明董事长开始了共建国内最大最专业的儿童口腔医疗机构的交流。

2014年3月,张野博士和吕建明先生在北京朝阳区的一家星巴克店内见面了。张野博士与有着文人气质的吕总交谈到,要打造舒适、游乐、无哭声的儿童口腔医院,提出了O2O(线上线下结合)模式、会员制服务、有自己的口腔医学院、云端医疗系统管理、国际标准化管理、梅奥诊所团队模式、日本丰田精益生产模式、安全医疗管理等设想。第一次见面几个小时的交谈非常愉快,双方理念契合,当即确定联合投资成立儿童口腔医疗机构。

双方确定成立三叶儿童口腔管理公司,由通策医疗、杭州海骏科技公司(简称海骏科技)和张野博士联合创办,其中张野出资 225 万元,持股 22.5%,通策医疗和海骏科技各出资 387.5 万元,持股比例各为 38.75%。张野博士本人作为三叶儿童口腔董事长,亲自带领三叶儿童口腔总部管理三叶儿童口腔连锁医疗机构的整体运营。

2. 三叶儿童口腔的启动

双方最初选择在北京建立儿童口腔专科医院。但是寻找适合儿童口腔医院的物业工作进展得并不顺利,半年过去了,仍然没有找到理想的物业。

时间不等人,张野和吕建明经过商议,最终决定将第一家诊所开在杭州口腔医院平海院区本部。因为平海院区恰好在装修,只要腾出部分面积就可解决物业场所问题;同时医生可以直接先从杭州口腔医院儿童牙科医生中物色,马上上岗;至于医疗机构审批,在行政服务高效的浙江省应该也会比较快。

确定首家诊所转移到杭州后的几个月内,各项筹备工作顺利进行。2014 年 9 月,通过自愿报名的方式,张野从杭州口腔医院儿童牙科医生里挑选了以前就一直在"叶子口腔科普"专家团队中的几名优秀医生和护士组成医护团队,从日本等国订购儿童牙科专用设备,参考国际标准制定流程。

一个月后,第一家三叶儿童口腔医疗机构成立了。经过培训的专业医疗团队、先进的进口医疗设备、高端大气的就诊环境、预约制就诊流程、全程客服贴心服务、满满的人文关怀,让孩子和家长感受到了国际标准的就诊体验。口碑相传的力量很快让第一家三叶诊所成为网红诊所,几个月内接诊爆满,全国各地都有打飞的过来看牙的,甚至预约后还需要等两个月才能就诊,以至于三叶不得不开始限制会员数,并将之称为"幸福的烦恼"。

因张野博士有大量的"粉丝"基础,加上浙江省最大的口腔医院(杭州口腔医院)的支持,前期发展非常顺利。短短半年后,就又有几家三叶儿童口腔连锁诊所成立。第一家三叶儿童口腔诊所也因为快速发展,原有的一层空间已经不能满足需求,因此在 2017 年 5 月搬入了杭州口腔医院庆春路院区,拥有了单独两层楼的面积,这也就是目前的三叶儿童口腔西湖旗舰诊所。

3. 三叶儿童口腔的经营方式

其他儿童口腔医疗机构通常在接待牙齿疼痛的孩子时,以治疗为主要目的,对个体全面、系统的预防工作开展得比较少;而三叶儿童口腔主张"预防先于治疗"的理念,预防、治疗"两手都要抓、两手都要硬"。三叶以会员制服务来提供长周期的持续的口腔健康管理,保障对患者的服务质量,其组织架构和运营体系也根据会员制以及"预防为主"的理念搭建。

三叶以会员制为核心,建立了全程零等候、四对一(医生＋预防助理＋护士＋客服)团队服务运作机制,致力于为患者提供最佳的治疗体验。在杭州三叶儿童口腔西湖旗舰诊所,有专业的客服为每个家长加诊所微信,通过微信、电话与会员提前预约诊疗时间,倾听会员家长的需求,提供快速服务;独创预防助理的岗位,让刚毕业的年轻医生与高年资医生组成团队,年轻医生作为预防助理,主要负责对家长进行面对面的科普宣教,留出足够的时间手把手教会家长如何给孩子有效刷牙和使用牙线,并根据需要提供洗牙、涂氟、窝沟封闭等预防措施,给孩子们做长期口腔健康预防管理;对有疾病的孩子,由资深的治疗医生做最专业的牙病治疗,比如:牙体修复、根管治疗、拔牙、外伤急诊处理、咬合诱导、锁颌矫正、镇静舒适牙科治疗等;护士协助医生了解病情、配合治疗。治疗中有专人全程跟踪进程,治疗后有回访及时了解诊疗满意度。通过治疗医生、预防助理、护士、客服四个岗位组成的团队,提供给患者最便捷的美国梅奥诊所式服务,不仅方便了家长和孩子们,而且也让团队成了三叶会员们的口腔健康大管家,在孩子成长过程中去除影响牙齿和咬合的不良因素,给孩子的高颜值护航。

同时,三叶不断引进先进技术,积极开展儿童口腔舒适化治疗,比如无痛局麻、伢典的应用、全麻,特殊儿童(脑瘫,自闭症等)牙科治疗等。三叶注重治疗前全面的问诊,治疗中各项流程的动线设计以及安全医疗。平时,急救设备和员工的培训完善,让就诊的孩子可以得到切实的安全保证。

三叶的诊疗环境设计也非常人性化,一切符合孩子爱玩的天性。在这里,可以看到主题动漫风装修,活泼多样的儿童游乐区,体验屋,积分奖励小玩具,三叶吉祥物小象博士品牌玩偶,母婴室,以及诊间天棚动画片、儿童科普绘本等。

张野相信三叶会员就是最好的品牌宣传员，口碑有滚雪球效应。在三叶，平均一个会员会介绍4～5个新会员，这也是至今三叶零广告却不缺患者的奥秘。由于三叶没有广告费用，就可以投入更多资金购买最新的医疗设备、招聘最优秀的人员。正因为如此，三叶西湖旗舰诊所里的医生都是"985"名校本硕连读的研究生，连客服的学历都是本科起步，甚至还有研究生学历的。高素养的人员保证了三叶的优质医疗和优质服务。

为确保诊疗服务质量，三叶服务实行全流程标准化管理，从预约、初诊流程，治疗步骤，消毒流程，到礼仪和回访，从儿童口腔疾病预防到治疗，每一个项目的流程、部门和岗位的责权利以及评估标准都是可量化、可复制的。三叶引用国际标准，具有一套完善的标准化操作管理规范，确保环境安全、治疗安全、用药安全、设备安全、材料安全、消费安全和隐私安全。三叶全国诊所的晨会、周会、月会制度，员工成长培养计划，7S精益管理，医疗质量管控，行为绩效标准化管理，都是保障医疗质量的一把把"金钥匙"。进入三叶工作的人开始也许会感到不太习惯，觉得有诸多要求，但是只要是一个想认真做事情的人，经过三叶的价值观打磨、标准化培训的洗礼，都会成为一个优秀的儿童牙科人。像西湖旗舰诊所，从2014年开业至今，不仅医生流失率为0，还为其他三叶诊所和通策医疗集团输送了不少优秀人才，成了三叶的人才培养基地。

三叶还独创了"三叶交响乐团模式"——总部职能与诊所职能围绕着三叶医生搭建协作舞台，认真聆听会员（观众）的就诊体验反馈，不断持续进行PDCA(plan, do, check, act, 计划、执行、检查、处理)循环改进，为三叶会员提供最优质的就诊体验和服务。

4. 三叶儿童口腔连锁医疗机构的扩张发展

4.1 连锁模式

三叶儿童口腔创立近六年来，一直坚持内部"有丝分裂"的扩张方式，在全国各城市扩张。即每成功运营好一家诊所后，在会员数量的增长接近该诊所最大诊疗能力时，就会鼓励由内部培养的优秀人才再去开设一家新三叶。

新开的三叶因为有认同三叶文化的优质医疗团队、成熟的三叶管理模式和跟随医生转过来的老会员作为基础,通常都可以快速复制成功,进入良性运转状态。一般新成立的一家口腔诊所,达到有盈利的通常需要三年左右的时间,而三叶一般在一年内就能达到有盈利。

至于新三叶的选址、审批、筹建、装修和设备购置,则有通策医疗集团的物流体系鼎力相助,相比独立的小诊所可以少走很多弯路。

三叶儿童口腔至今已经在北京、上海、武汉、重庆、南京、苏州、湖州、义乌、绍兴等地,开设了 17 家三叶儿童口腔连锁医疗机构,有独立的诊所、门诊部和二级医院。设置的模式主要有三种:①在通策医疗旗下的口腔医院内植入三叶儿童口腔品牌的院中院模式,包括:杭州口腔医院、武汉存济口腔医院、苏州存济口腔医院,目前已有 8 家;②独立诊所模式,目前已有 7 家;③独立口腔医院模式,目前在南京和苏州各有一家三叶品牌的二级口腔医院。

成立以来,三叶一直保持着快速增长的节奏。2019 年,三叶治疗和会员费用总收入达 1.2 亿元,会员数接近 2.3 万人。

4.2 突破儿童牙科医生紧缺瓶颈

全国在中华口腔医学会儿童口腔专委会登记的儿童牙医只有 2200 多人。在专业儿童牙医稀缺的背景下,要开办儿童口腔医疗机构,最关键的就是人才问题,可谓"得儿童牙科医师者得儿童牙科天下"。

张野认为儿童牙医可以说是儿童的全科牙医,包括预防、补牙、牙髓治疗、修复、早期矫正、外伤急诊、外科手术、牙周和黏膜治疗等技术。儿童牙科医生需要掌握儿童不同生长发育阶段的口腔治疗技术特点,需要具有和家长及孩子娴熟的沟通能力,需要懂得儿童心理学特点,正确诱导儿童的就诊行为。由于儿童口腔专业面对的是不同年龄的孩子,治疗需要行为诱导,花更多精力和时间才能完成治疗,相对面向成年人有更大的挑战性,加上收费低导致儿童牙科医生收入低,如果不是因为喜欢孩子,以往的口腔医生一般不太会选择儿童口腔专业。

三叶目前搭建的是骨干医疗总监＋优秀年轻医生的医生团队模式,即招聘有临床经验并认可三叶文化理念的骨干儿童牙科医生和年轻优秀的口腔专业毕业生。三叶骨干医生的工作重点除了提供临床复杂案例的治疗服务外，还承担着培养年轻医生快速成长的责任。为了体现带教价值，激励指导的意愿，带教医生会获得相应的经济回馈：年轻医生三分之一的绩效提成奖金归带教医生。

在杭州创业起步时，儿童牙科医生团队的组建得到了通策口腔的大力支持。后来随着国内儿童牙科领域越来越被重视，国内也开始出现了儿童牙科热，儿童牙科医生的收入也越来越高，全科医生开始有一部分愿意转为儿童牙科医生。随着三叶儿童口腔的发展及口碑传播，主动报名来加入三叶的优秀儿童牙科医生和应届大学生非常多。招聘来源一直都不是三叶的难点，从中挑选出符合三叶要求的人才，才是三叶招聘关注的重点。三叶在招聘时，不仅注重确认应聘者的技术水平，更看重应聘者的人品，看重其价值观、人文意识、服务意识、文明素养、持续学习能力是否能过关三叶培训，达到三叶的要求。

三叶平台为员工们提供了各种学习的机会，比如一对一的带教指导、标准化流程培训、内部互换生学习研讨、出国交流，等等，所以年轻医生的成长会非常快。在三叶，一般2～3年就能在临床上独当一面。这个速度远超在其他口腔医疗机构工作的成长速度。张野说自己培养的人才最靠谱。前几年也招聘过公立医院副高职称及以上的专家，但他们往往不愿意按标准化操作，有的缺乏安全保护意识，多年公立医院的接诊习惯也让他们缺乏服务意识和理念，不太尊重客户的就诊感受，因此常常不能符合三叶对医护人员的要求。

三叶培训部首创了"医生成长护照"，从体系上规划了一名儿童口腔医生的成长路径。这份成长护照的制定是基于三叶的医生分级制度。三叶的医生分级制度，类似于公立医院中常见的职称等级，将医生从预防医生按阶升级到最高的金牌医生，根据工作经验和技术成熟度，分为10个等级。对不同级别的医生会安排接诊不同治疗项目，从而保证了三叶的医疗质量和医疗安全。更有实际意义的是，每一个等级，都基于儿童口腔医生能力素质模型，建立了对应的实操标准。对于如何达成每一个特定的考核标准，在这本成长护照里面，都有非常具体的学习训练计划，甚至具体规定了质量项目和达标数量。比如临床操作训练，仅一个窝沟封闭术，就要求达20次；常用的"橡皮障技术"需观摩6次。观摩、模型操作、患者操作，都要求有导师签字。

翻看这本"医生成长护照"，小小的本子容量却出奇的大，而且亮点可以说是无处不在。比如，初级医生的临床训练当中，竟然有科普文章写作和科普讲座的要求。这其中所体现的专业表达能力与医患沟通能力，正是三叶对医生基本能力的定义。儿童口腔医生特别需要好的表达和沟通能力,这既是三叶对未来医生职业的一种前瞻性思考,也在一个具体的节点上立了一个旗标。通观这本护照,这样的旗标随处可见,连贯起来,对于一名有志于儿童口腔的三叶医生来说,就是一条清晰的职业成长路径。

4.3　快速获客

每家新三叶启动前,会推出准会员预热推广。三叶为了保证服务质量,一家诊所接受的会员名额是有限的。而在开业前提前加入三叶的准会员,则有优先升级为正式会员的特权。准会员是指交付 100 元,享受优先入会权。作为对客户信任的回报,三叶也会提供超值优惠和福利。

尽管在发展过程中,三叶也会遇到一些市场恶性竞争,比如不顾成本采用降低儿童口腔治疗费用的方式引流抢客户、冒充自己是三叶诊所招徕顾客或者用超过三倍的高薪来吸引三叶团队骨干等。但这些行为都不能对三叶的发展造成重大影响。儿童口腔健康逐渐被大众认可,儿童牙科市场目前还是供不应求,未来还会有更多的需求,做好自己最重要。三叶有通策医疗体系的支持,有三叶内部"有丝分裂"扩张,有日渐成熟的标准化管理,有互联网"粉丝"的认可,加上会员的口碑相传,因此总体上发展还比较顺畅,业绩每年能够增长 30%～40%,新店基本上开张一年内就可以做到盈利。

4.4　保证质量、持续提升

在医疗行业,病例大赛可能并不算个新鲜事。但按一般的理解,马上联想到的是专业学术、科研,那么三叶做病例大赛又是什么诉求和目的呢?

三叶的临床病例大赛是一个全年的活动,每个季度一个主题,比如 2019 年第一季度的大赛主题是洁牙和涂氟。

大赛的首要目的,是让每一位医生都重视自己所遇到的每一个病例,学会收集病例,养成交流和分享的习惯。在收集和整理病例的过程中,新医生能够养成独立分析和解决问题的能力,包括对病例的专业分析和总结,以及制作参赛图文、视频材料和演示讲解病例等,这些都构成了年轻医生自我修炼的绝佳途径。同时成熟医生又能够借着各阶段线上线下的多种评审环节,将自己的临床经验分享给大家。另外,对疑难病例的定期分享,可以让更多的三叶医生增长见识,获得快速提升。三叶每一季度大赛的效果,正如活动策划所预期的那样,在以赛带练的过程中,增进了整个三叶的学习氛围,大大促进和丰富了员工之间的交流,并通过以老带新,让大家都获得了进步。

然而大赛的目的并不限于外部可见的专业培训效果,通过提升病例书写质量,往往还能促进三叶医疗体系金标准的制定和完善。这也正是三叶作为连锁经营模式的核心价值所在,也就是不断改进、提高和完善服务标准的能力。

更有意义的是,大赛过程中生成了很多病例素材,可以直接应用到日常的儿童口腔科普宣传的各种场景当中,从而也促进了儿童口腔科普形式的多样化。

"医生成长护照"、每季度的病例大赛,以一静一动的方式体现出了三叶独特的人员培训理念。三叶的人员培训模式是:被培训—实践—再被培训—成长—培训—传播—再被培训—成熟,三叶人永远不是走在被培训的路上,就是走在培训的路上,自己成长的同时发光发热回馈给三叶的会员。

另外,精益生产也是三叶管理的一个亮点,5S的整理、整顿、清洁,可视化管理,医疗质量的严格监管,院感质量管控,不良事件的流程管理,安全医疗制度的贯彻,都是保证三叶品牌蓬勃发展的原因。

5. 三叶对未来的期许

据《第四次全国口腔健康流行病学调查报告》统计,我国 12 岁儿童恒牙龋患率为 34.5％,比 10 年前上升了 7.8 个百分点;5 岁儿童乳牙龋患率为 70.9％,比 10 年前上升了 5.8 个百分点;儿童龋患情况呈现上升态势,但治疗率不到 5％。随着社会经济发展和家长对儿童口腔健康的重视,未来的中国儿童口腔市场将会进一步扩大。

可喜的是,通策医疗已经有了自己的口腔医学院,张野博士亲自带领一群优秀的儿童牙科医生编写了《儿童牙科教程》,为未来的中国儿童牙科事业添砖加瓦。通过培养更多的优秀口腔医生和儿童牙科医生,也可以为三叶儿童牙科的未来发展储备医生资源。

三叶一直坚持稳健的扩张节奏,力求开一家成功一家。目前三叶在北京已成功开设两家诊所,并正在筹备一家三叶儿童口腔中心旗舰店,作为教学培训基地。预计未来每年会新开业 5 家左右,但会优先平衡好保障医疗服务质量和连锁发展扩张速度的关系。未来三叶会持续在先进技术、设备引进和培养人才上继续下深功夫,让三叶的专业技术不断得到提升,在儿童牙科疑难门诊、特殊儿童治疗、舒适化创新等方面做到全国领先。

三叶的发展愿景是:在中国,当人们谈到孩子要看牙时,首先想到的口腔医疗机构是三叶儿童口腔,当孩子需要矫正牙齿时,首先想到的也是三叶儿童口腔。把打造孩子魅力自信的笑容作为三叶的使命,使三叶成为国内、国际儿童口腔的领头羊,把三叶儿童口腔做成有信誉的百年品牌老店。

张野认为企业发展最主要的挑战还是自己。伴随连锁扩张发展,管理的半径不断扩大,三叶急需提高管理者的领导力。三叶目前面临的任务是做好管理人才梯队建设,完善有效激励机制和促进员工成长的绩效管理体系;加强数字化管理,包括诊所运营管理系统、客户端 App、医生端 App,以打通数据,提高运营效率,更好地为客户提供高质量服务;搭建培训体系,打造三叶医生集团,实行动态股权捆绑,为新建三叶机构提供强大的人力资源和技术监管支撑。

张野希望三叶的初心不改。对客户,致力于做儿童的家庭私人口腔健康管家,通过孩子成长过程中的持续口腔健康维系,送孩子高颜值的面孔、洁白的牙齿和一生自信的笑容;对员工,让三叶人有幸福感,让优秀的人才做三叶的真正主人。与其说三叶是在管理,不如说三叶是在给优秀的人才提供一个坚实的平台,三叶的医疗团队是平台上的舞者,他们在千万价值的舞台灯光效果和最有实力的交响曲团演奏的优美旋律中翩翩起舞。三叶人需要通过最刻苦的训练,将最优美、最专业的舞蹈献给观众——三叶的孩子们。张野说,管理团队不断发展,相信过不了几年会有一天,我会成为那个可以安心地坐在最后一排座位,看着三叶舞台上的三叶人表演、为三叶人鼓掌的那一位。

6. 尾声

"小鱼儿"经过三次补牙治疗后,六颗蛀牙都得到了满意的治疗。"小鱼儿"后面两次去看牙不仅自己记着时间、满心欢喜地去,和之前去其他医院口腔科补牙恐惧、哭闹形成了鲜明反差;而且通过这三次治疗过程中的学习,学会并熟练掌握了正确刷牙和使用牙线的方法,并表示以后再也不喝可乐和雪碧了。

很开心看到"小鱼儿"到三叶儿童口腔看牙后的巨大变化,也衷心希望三叶越办越好,能惠及更多中国孩子和家庭的口腔健康。

附录:三叶儿童口腔企业文化

品牌名:三叶。儿童口腔医疗机构之所以取名为"三叶",是因为通策医疗吕建明董事长和张野博士认为"三"在中国传统文化中是很重要的数字,道生一、一生二、三生万物。三叶儿童口腔徽标里的三颗牙,分别代表孩子、爸爸和妈妈的牙齿;同时"三"也时几何里最稳固的图像,三足鼎立,预示着每一个孩子都有机会拥有一口坚固、漂亮、洁白的牙齿。在西方,"三叶草"同样也是幸运的象征。三叶草的花语,第一片叶子代表希望,第二片叶子代表付出,第三片叶子代表爱。"三叶"正是取了这个寓意,"希望"通过"叶子张野"和众多口腔专业医生"付出"万分努力、送上满满的"爱",让孩子拥有魅力自信的笑容。

使命:陪伴孩子们成长,让中国孩子人人笑口常开,拥有自信满满的笑容。

目标:10 年内打造 200 万张笑脸。

口号:一生自信,从齿开始。

理念:安全,舒适,专业,文明。

价值观:客户和员工成长为第一。

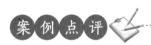 **案 例 点 评**

三叶儿童口腔连锁医疗机构独树一帜,在经营上有很多创新之处,这里主要讲三点。

1.公益先行,通过科普培育市场

三叶儿童口腔创始人张野出于对儿童口腔事业的热爱,秉承"传播口腔医学知识、让众多的国人拥有健康美丽的笑容"的宗旨,长期坚持公益科普宣传,在产生了良好的社会反响的同时,取得了公众信任,拥有了 20 多万忠实

"粉丝"和100多位口腔专家组成的科普团队,为后续创业成功积累了最核心的资源。

2. 针对儿童,创造差异化服务赢得顾客

针对儿童特性,提供差异化服务策略,满足客户的心理需求。通过宣传"预防为主"的理念、营造童趣的环境、创新舒适的治疗方法,在提供优质医疗功能性服务的同时,消除了儿童就医痛苦和恐惧感,感知到了就医的快乐体验。镇静全麻、隔湿橡皮障技术等的应用,在保障安全基础上让诊疗过程更顺畅。诊疗服务环境中可以看到主题动漫装修风格、活泼多样的儿童游乐区,以及诊间动画片、玩具积分奖励、小象博士品牌玩偶、小白牙儿童科普绘本等,让小朋友感到轻松愉快。

3. 通过家庭会员制,聚焦全周期服务

通过家庭会员制变短期交易关系为长期服务的合作关系,不仅可以更好地为客户提供个性化医疗服务,而且有助于促进三叶员工更聚焦于现有客户服务。基于对客户需求的深度了解,极大地提高了客户满意度。而每一个会员都是最好的宣传员,会产生口碑滚雪球效应,三叶发展可以做到零广告,原因就在于此。

除此之外,三叶的会员制经营模式、团队服务模式、医生培养模式、连锁扩张模式,也都非常值得同行学习借鉴。三叶注重自己的医护人员培训与培养、引进国际一流的诊疗技术与设备、采用国际一流的服务模式与规范化管理方式,在扩张过程中注重平衡质量保障和发展速度、采用内部"有丝分裂"扩张等,这些都是三叶能够稳定发展的原因。

彩虹鱼："全方位，一站式"康复
医护服务体系创建①

摘　要：全方位、全生命周期的卫生与健康服务体系是人们赖以实现美好生活的保障。本案例描述了在目前疾病治疗和防控双轨提速需求并存的医疗行业中，彩虹鱼康复护理院（简称彩虹鱼）如何抓住社会人口结构和疾病结构发生变化的契机，通过国际康复护理专业流程、标准的引进和人才的培养，创建对患者功能障碍的预防、诊断、康复评估、治疗、训练和处理的认知，建立从术后床边康复治疗到居家护理的一站式医护服务体系，帮助患者走出痛苦灰暗的困境，重新回归绚丽多姿的生活和工作，为生命增添色彩。

关键词：康复护理；全方位；一站式；创新；服务体系

0　引言

走进位于杭州市区的彩虹鱼康复护理院，置身于这座被美国 *Interior Design* 专业杂志誉为"中国最美医院"的建筑，迎面袭来的是一幅美轮美奂的画面。它那被阳光折射出五彩斑斓的外墙玻璃，形成鱼阵型在欢快地跳跃着，五星级酒店式的大堂随处透着简洁明快的色调，接待桌边镂空处正好置放轮椅，所有椅子的高度正好适合侧身倚坐，每一处细节都让人能放松下来……

整个院中院设计和软装布置得如此用心，温馨得让人遗忘这是一家医院，很想长

---

①　本案例由浙江大学健康产业创新研究中心兼职助理研究员、浙江大学医疗健康产业 MBA2018 级学员饶琳燕执笔撰写。

期待在这样快节奏社会的慢生活区。难怪接待我们的彩虹鱼商务主管胡学敏经理毅然从一家省级三甲医院辞职出来，理由很简单："我希望在这样有人文气息、有温度的环境中，和一群有同样情怀的同事们一起，做一些对社会更有意义的事情。"而和她一起工作的彩虹鱼的医护人员们，本着同样的初心走到了一起，共同悉心经营着彩虹鱼康复护理院。

彩虹鱼到底经营着怎样的一份事业，能吸引到类似胡经理这样的一批医院专业管理人员和临床大咖医生、护士加盟？他们在彩虹鱼做着哪些比原来在三甲医院更有意义的事呢？这要从彩虹鱼创始人李培英说起。

1 创始人李培英

"彩虹鱼康复护理"是中国康复护理行业集医、教、研于一体的医护服务机构，依托其所拥有的杭州彩虹鱼康复护理院（医疗服务机构）、杭州彩虹鱼康养护理站（社区）、彩虹鱼康复护理学院（医学教育机构）和彩虹鱼研究院，共同为患者提供康复护理"全方位、一站式"的服务。而这样一个医护服务体系的孕育基因来自一位有着医学博士和医疗管理硕士双学位的干练女性。

"我如果一直做临床医生，现在也是某某医院主任医师了……"带着大方爽朗的笑声，彩虹鱼董事长李培英打开话闸，用她干脆利落的谈吐聊着她的医疗事业发展之路。"1989 年我进入医科大学就读本科，本硕学习阶段都在学习如何提高医技专业能力，如何将医者仁心在救治病患的事业上发挥到极致。一毕业，按部就班地延续着老一辈医生的职业发展路径，到当地医院实习，做前辈的跟班，写病历查房开处方随访……"如果没有后来的改变和选择，李培英一定会成为某个专业医疗领域内的主任医师，在临床医生的学术道路上一直耕耘下去。

"时代往往会影响一个人的选择，改变一个人的命运。20 世纪八九十年代，中国的医疗行业百废待兴。20 世纪 90 年代初，跨国药企进入中国市场，首先充当了中国医疗系统培训和知识更新的桥梁。这些跨国药企当时招聘医药代表的条件非常苛刻，要么是有临床经验的医生，要么是药学专业人员，必须能够无障碍阅读外文医学文献，能够和一线医生进行专业沟通，其中不少是已经取得主治医师资格的医生。他们去医院主要是传递产品的核心信息,改变医生的处方习惯,收集医生对自己所负责药品的信息反馈,收集病例。除此之外,还会跟医生沟通这个疾病领域的最新研究和进展,赞助组织各种专业领域的学术会议。因此,当时医药代表到医院,会受到院方热烈的欢迎。"李培英略有所思地回忆着当时特殊的医疗环境,仿佛又回到了那好学却又懵懂的青春岁月。

1993年,李培英一边在医院认真地学习医技,一边关注着周围的前辈们在药企掀起的商业气氛下,观念上发生的变化。同时中国医疗体制和政策也在发生着变化。年轻的李培英一直在思考医疗体制和政策一定是改变医生受重视程度和医疗环境的重要因素,她积极尝试探索一些除医生专业领域外的未知领域。机缘巧合,带着一颗年轻的好奇心,在医科大学研究生毕业实习期间,李培英顺利进入一家跨国药企,兼职负责医学培训工作。也正是这次奇妙的从医学临床到企业商科的跨行,让李培英有更多的时间去实践自己所学的医学知识应该如何更有价值地服务于社会。

在药企工作的一年多时间里,李培英没有停止学习和思考的脚步,她一边协助公司进行新产品的培训和市场反馈,在以培训师的身份接触医生的同时,开始用不同的角度去思考医疗体系中存在的一些问题,一边有计划性地准备着博士论文研究课题。在读博士之前,李培英已确定好博士论文的研究方向,所以她只用了两年时间,便完成别人需要三年时间才能完成的博士阶段的学习,从而拥有了更多的时间去学习自己感兴趣的东西。

由于不能提前答辩毕业,她趁着这段时间,通过导师推荐,顺利考取了英国伯明翰大学的医疗政策与医院管理硕士。硕士班的同学大多是英国当地和来自全球顶尖医疗机构以及政府医疗部门的管理者。这个专业的学习,让她全面了解了不同国家和社会发展阶段医疗卫生体制的制度规则和表现形式,同时也让李培英集医学专业和医疗管理知识于一身,为她日后在医疗管理界办学办医、大展身手打下了坚实基础。

2000年,上海瑞金医院面向全球招聘医院管理人才,已取得两个学位且在国际组织工作了了一段时间的李培英,以其优异的临床医学博士和海外医疗管理硕士背景脱颖而出,应聘为院长助理进入瑞金医院管理团队。也正是在这个国内一流的公立医院工作的历练实践,让李培英更深入理解了"以患者为中心"这一经营管理价值观。2001年,时逢上海瑞金医院举办院庆大型学术活动,李培英代表医院邀请和睦家医疗集团(UFH)董事长李碧菁女士交流授课,并负责全程接待。初次接触下来,李碧菁就对眼前这位专业能力强且对管理工作充满激情的李培英非常赏识,此后几次试探性地向李培英伸出橄榄枝,希望她到和睦家做管理工作。

2002年,抵不住李碧菁女士的再三邀约,抱着多积累医疗机构经营经验的想法,李培英加入和睦家,只身负责和睦家上海医院的筹建。从在上海选址、设计和装修,到跑政府批文、招兵买马,李培英一手建立了现在家喻户晓的知名国际医院"上海和睦家医院"。"谁又知道,上海和睦家当年最困难的时候,连给员工买饮用水都得我自掏腰包,但是管理层的团结和努力让我信心倍增。"李培英自豪地继续说,"2006年生完女儿休了两个月的产假,此时上海和睦家却在平静中一次性通过了医疗界最为严苛的JCI认证。众所周知,JCI是国际医疗卫生机构认证联合委员会用于对美国以外的医疗机构进行认证的附属机构,也是全世界公认的医疗服务标准,代表了医院服务和医院管理的最高水平,是世界卫生组织认可的认证模式。当时李碧菁女士特别感激我和团队在日常工作中的高标准、严要求,让上海和睦家成为国内最先通过JCI认证的几家医院之一。"上海和睦家医院建立以后所取得的业绩,充分证明了李培英专业的经营管理能力。在她的团队管理下,后来上海和睦家成为国内很多三甲医院争相学习的管理标杆,在市场上赢得了来自世界40多个国家和地区高端人群的青睐。上海和睦家医院将80余家国际医疗保险引入中国,并创造了35张床位年收入超过4亿元的医院运营奇迹。同期和睦家也成为国内高端民营医院第一品牌,而李培英则成了国内医院管理界的知名人士,很多医院的院长竞相邀请她给医院上管理课,交流以国际医疗机构管理标准来经营医院的经验。李培英也受邀给中欧商学院参加培训的医院院长们授课,与医院管理者们交流自己在上海和睦家运营中的实践心得。

2 肩负使命 掀开新篇

如果说上海和睦家的创业成长史是李培英青春激情燃烧的岁月,那么彩虹鱼的创立则是源于她对中国医疗的使命感。"在和睦家的13年里,我经常跟随国内外各类医院管理组织和评审机构,到世界各地学习先进管理经验,同时带着国际专家们,来北上广等核心城市做医疗机构认证评审,这让我感觉到国内医疗水平和国际上的明显差距。特别是 2014 年，在一次和国际康复机构认证委员会（Commission on Accreditation of Rehabilitation Facilities，简称 CARF）的美国专家交谈中，他对我直言不讳地说，中国医院康复科的入院前评估诊断、住院期间康复和护理、出院后康复治疗和院后随访等标准化流程，只有美国 20 世纪 70 年代的水平。"当时已时至 2014 年，而且李培英带专家们评审参观的均是国内一流的医院，竟然和国际上仍有这么大的差距，这让在事业上顺风顺水的李培英顿感沉甸甸的责任感和使命感。

"2014 年之前，中国医疗产业最大的特点，就是资源过度集中在临床急症治疗，医疗产业链不完整，缺少前端预防与后端康复等环节，致使临床医生几乎承担了救治患者的全部责任。美国是急症治疗、康复、预防三位一体，康复占比最高，达 60% 以上，而中国 70% 是医疗，康复占比很低。随着中国经济的发展，中国人越来越重视健康，但是现有医疗体系却无法满足中国人在温饱之后，对医疗健康服务体系的迫切需求。"李培英萌发了要为中国康复护理行业做点什么的强烈想法，"那年春节，正好和几位台湾朋友聚会，当时朋友的一番话敦促我付诸行动。"朋友说："我们现在不愁吃穿，但是想想全国还有多少百姓因为匮乏的医疗资源，得了病难以就医，即使就医也因得不到系统专业的术后康复护理而影响一生，没有生活质量的生命是黑白的……"聚会一结束，李培英就回去和家人商量，想辞去和睦家医院院长职务，全身心投入到创立一家专业高端康复护理机构的事业中去。

家人的支持一定是事业灵感的源泉。李培英当晚思绪如泉涌，兴奋得睡不着，她拉着先生和女儿一起勾勒着这家康复护理机构的蓝图，席间，小女儿闪着明亮的双眼对妈妈说："您梦想中的这个事业很像童话故事里的彩虹鱼——在蓝色大海深处，有一条浑身长彩虹颜色鳞片的彩虹鱼，它是大海里最美的鱼。但它不快乐……有一天，它把最小的一片彩虹鳞片送给了想要的伙伴，由此收获了快乐和友谊。接着，它不断地把彩虹鳞片分给别的想要的鱼，大家都很感谢它，它最后成了大海中最快乐的鱼……"小女儿讲的故事让李培英眼睛一亮，就这样，小女儿最喜欢的童话里的"彩虹鱼"，就成了妈妈想做的康复护理的品牌名称。因为，彩虹鱼，是爱与分享的象征，也是她对康复医疗事业的理解。

"我现在仍然庆幸自己急流勇退，进入当时无人问津的康复护理行业，能为需要回到健康生活的患者带去更多福音。"

3　寻找土壤　播种杭州

一旦决定就卷起袖子干,李培英很快向和睦家集团递交辞呈。她婉言谢绝集团的百般挽留,信心满满地投入到康复护理理念的传播和彩虹鱼康复护理机构项目的筹备宣讲中,"好的医疗绝对是非暴利行业,我要寻找到一块最适合彩虹鱼健康成长的土壤扎根。而人才的紧缺成了我们当时创立彩虹鱼最棘手的痛点,包括康复治疗师、康复护士、康复工程技师等技术岗位和医院行政运营管理人员。"以康复治疗师为例,2017年全国养老康复护理专业技术人员仅有 3 万人,缺口达 8.42 万人,中国的高校中仅有128 个康复治疗学相关的本科专业,美国的这一数字为 219 个、德国为 280 个、日本为249 个。在硕博士学位教育方面,我国更是稀缺。不仅如此,国内在培养理念、教学内容、师资力量等方面,也与国际先进水平存在很大的差距。

"既然中国缺这方面人才,那我们就自己培养人才! 当时我就希望培养符合中国医疗需求的康复职业技术岗位人才,所以我考虑先办学再办医!"而这"先办学再办医",打造一个健全的康复护理服务体系的理念,在一次项目宣讲会上,得到了时任杭州市副市长陈红英的高度认可。中国大中型城市,以杭州为例,土地资源普遍紧张,产业升级必须依赖于高端服务产业的发展,杭州集中了浙江省的优质急症医院,每年有近 3000 万人次的就医人流量,但缺乏急症之后的康复护理服务,导致就医资源没有充分发挥对当地产业推动的积极作用。依托优质的急症医疗资源和丰富的就医人流量,发展康复护理产业,杭州市具有得天独厚的优势,也具有对城市中心区产业转型升级发展的示范作用。因此,"彩虹鱼康复护理"项目被列为市政府重点招商引资项目。

由于是市政府的重点招商引资项目,彩虹鱼康复护理学院的创业团队有了更为宽松的创新创业环境,这也为彩虹鱼医护服务体系的建设提供了坚强的软实力。创业团队和市政府商定,双方先在杭州职业技术学院创办康复护理学院。2015 年 3 月,美国康复护理学会主席 Kris Mauk(克里斯・莫克)、瓦尔帕莱索大学护理系主任 Janet Brown(珍妮特・布朗)带人亲自到杭州职业技术学院洽谈中外合作办学事宜。在克里斯・莫克的指导下,彩虹鱼康复护理学院在国内康复护理行业"一穷二白"的情况下,快速开展学院筹建、专业申报以及办学定位的规划,在护理专业的课程设置、申请学科专业、教学安排、实训条件配备、课程讲师聘请、人才培养走向等方面进行了前瞻性布局。

李培英带领团队在彩虹鱼康复护理学院顺利进行之时，也开始在杭州选址筹办彩虹鱼康复护理医院。

4　排除万难　办医首营

杭州上城区有座"安乐桥"，同一条河上还有并排三座"豆腐桥"（谐音斗富桥）。这四座桥都是南宋年间建造，到如今已经有八百多年历史了。彩虹鱼康复护理医院依河而建，位于始建于南宋年间御花园的杭州上城区建国南路斗富二桥古街，和周围社区居民零距离贴近，同时毗邻浙江大学医学院附属第一医院、浙江大学医学院附属第二医院、浙江省中医院等杭州具有最丰富的公共医疗资源的医院。

建设初期，选址地点周围的群众很难接受一家医院建在紧挨自家的地方，纷纷投诉和上访，阻止项目进行。彩虹鱼团队和政府相关人员挨家挨户去沟通，一场场的项目介绍会，让居民们逐渐感受到这是一个有温度、有责任心的康复护理团队，康复医院没有传染或污染等问题，同时也能为当地百姓特别是急症之后的患者康复护理带去更多便利。原本"固执"的居民们最终都签字同意彩虹鱼康复护理院落户斗富二桥。现如今，很多居民经常来医院参加彩虹鱼免费为他们定期组织的健康讲座，还在自嘲当年的不懂事，差点耽搁了政府和彩虹鱼为百姓办的大实事。

彩虹鱼康复护理院由高度分别为两层、三层、四层的三栋历史建筑组成，三栋建筑相对独立，由小巷连接，总建筑面积达4000多平方米，分为接待管理区、康复中心区和住院门诊区。在各个建筑之间的小巷上空架起天窗与连廊，将三栋互不连通的建筑连接成一个交往便利的整体。在这样的老街里动土施工建医院，空间狭窄紧凑，需要考虑的是老街如何铺设污水管道和如何解决消防隐患，在内部设计上除了满足医疗机构要求的同时，还要考虑康复患者行动不便的特殊要求，外部建筑风格又不能影响古街风貌，等等，这些成了彩虹鱼团队建院初期反复讨论的问题。李培英一直很庆幸自己在上海和睦家医院创办和管理过程中累积的经验，她带领团队从容地解决了医院的设计和施工建设问题，递交了一份让政府和百姓都放心的医院建设项目书。最终耸立在大家眼前的这家医院,不仅功能完善、极具人性化,而且和这条南宋古街建筑特色相映成趣,成了杭州上城区健康民生工程的一张金名片。

看着进入施工的医院,李培英感到莫大的欣慰。与此同时,还有一个又一个让旁人看似非常棘手的问题,需要这个创业团队去解决。行医资质审批、人才招聘、管理体系建立、专业人员培训、市场开拓、后勤保障……任何一环问题解决不了,这家新医院的运营都会受到很大的阻碍。

办医院首先得拿到康复护理医院营业执照,虽然之前李培英在上海和睦家医院创立过程中积累了很多与政府审批部门打交道的经验,但是在国内康复护理医院专科医院审批流程上还处于开荒期,很多政策流程还不够成熟完善。每次去拜访相关资质审核部门时,李培英都会备上好多份国内外康复护理医院的评估标准文案,希望能按照自己团队的筹备规划让医院顺利开张。“在医院开张前期的执照资质审批过程中,我们特别感谢杭州市各职能部门的实干和高效。由于是市政府的重点招商引资项目,区里领导也非常重视。上城区领导甚至好多次把医院所在街道的各职能部门负责人拉在一起现场办公,把一些现场就能解决的问题当场拍板,这让我们团队节约了很多跑腿的时间。作为一个创业团队落户杭州,深切地感受到了归宿感,杭州确实是块适宜创业的肥沃土壤。”

李培英一边筹建医院拿营业执照,一边紧锣密鼓地招兵买马。在创立彩虹鱼护理医疗团队时,李培英承诺不会从老东家和睦家医院挖一个人。凭着自己多年在医疗管理界的口碑和人脉,她在国内外康复护理领域,通过互联网和朋友圈展开了“人才招募计划”。凭着她想在康复医疗领域干一番事业的激情,很快吸引到一群业内专业人士加盟,大部分还是有着相同价值观和先进国际康复理念的海归人士。这些海归有国际最新的医疗健康理念,非常清楚康复护理领域国内外的差距和国内的问题点,明白未来几年国内康复界将会发生翻天覆地的变化,很希望回国大干一番事业。就这样,一批优秀人才开始加入彩虹鱼创业团队:香港理工大学物理治疗专业创始人之一、受聘国家体育总局担任奥运冠军康复专家的李志端博士加盟;有 26 年康复医学临床经验,中国奥委会特聘康复医疗专家,长期为许多奥运冠军、世界冠军以及中国男子篮球职业联赛(CBA)、中国足球协会甲级联赛等运动队提供运动康复服务的林轩弘,出任首席康复专家;被新加坡政府授予“国家最佳医生”的王然;为多名冠军运动员及国家运动员进行运动康复的专家张小波,出任彩虹鱼康复治疗部主任;有 25 年三级公立康复医院从业经验的资深康复专家李轲,出任医疗部主任……当问及专家们为何离开公立医院来到彩虹鱼时，这些专家都坦言："中国康复医疗行业太缺好的平台了，我们要寻找到一个能发挥更大价值的医疗平台，为需要接受康复治疗的患者服务，一边服务患者一边培养人才！"

彩虹鱼早期招募技术骨干都有个特点，就是年轻化！用李培英的观念说："年轻医生有想法、有闯劲！我们在医院创立前期，聊过很多年轻医生，他们在公立医院是康复专业技术骨干，但由于体制问题，公立医院学科之间资源不均衡，医院对康复专业的医生和护士不够重视。每天为职称晋升在填鸭式地苦干，很容易磨灭自己在专业上的创造力。但这群年轻人特别希望在医疗事业上能有一番事业和成就，相比于一些老专家，他们更容易把原有的"半桶水"倒空，全身心地投入到创新理念的管理体系中来，结合专业知识和肯学习的态度，加以培养和锻炼，逐渐会成为康复护理某一专业的医学专家，从而找到更大的成长自信。"李培英抓住这一点，在彩虹鱼康复护理院招募并培养了一大批肯钻研、理念与国际接轨的年轻康复护理专家，包括医院管理者。在彩虹鱼人才引进和培养体系中，打破公立医院以"职称论资历"的传统教条，让"能者多劳"，担任重要岗位，从而为医院建立了一支扎实的中高层管理者和技术负责人队伍。

要办好医院，不仅要有人才队伍，还要有规范的运营管理标准。为此，李培英一边招兵买马，一边积极联络国际康复协会的专家们，将自己制定的彩虹鱼康复护理院的办院理念、服务内容、管理流程、制度规范、管理方式方法等，拿出来与业内专家们探讨，不断进行修订和调整。这个创业团队从一开始就瞄准了国际康复质量认证的金标准 CARF，该标准是全世界都在遵循的一个基本准则，致力于提高国际范围内的康复机构为所有患者所提供的服务品质。该标准的认证领域包括：老年服务、行为健康、青少年康复服务、运动康复、大病和术后康复、健康管理、就业和社区服务、视觉康复服务等。对标国际金标准，使彩虹鱼康复护理团队时刻秉承"以患者为中心，提供高品质服务"的服务理念，以此制定和完善医疗质量与安全流程，全力打造国际一流的高品质康复护理医院。

2016 年年底到 2017 年年初，在彩虹鱼投入试运营的头几个月里，彩虹鱼团队成员几乎每天工作到凌晨才离开医院。他们把试运营期间医院的服务内容首先放在运动康复、大病康复和健康管理等方面。欣喜的是，通过前期在医疗机构和职业运动员队伍中的项目合作，彩虹鱼建立了康复护理品牌知名度，很多病人都慕名而来、寻求治疗；同时倍感压力的是，周边三甲医院得知彩虹鱼开始试运营，向彩虹鱼推荐的病人，基本上是医院出于住院周转率、康复人手与资源紧缺等客观问题而排斥或劝返的重病号,这些病号基本是有基础疾病,合并多种并发症的术后大病康复患者,可想而知,对于彩虹鱼团队不单是治疗技术上的考验,更是对医院内部各专业团队间的协作,包括医院管理团队的协调能力上的一次大练兵! 彩虹鱼为了更好地在短时间内历练这个新成立团队的配合默契度,也为了证明团队有能力可以解决一些在三甲医院里无法处理的康复病例,在开始的几个月里,团队咬着牙接收了大量的康复疑难重症患者。也正是这份来自医疗同行的信任和压力,让彩虹鱼团队更认真地思考需要做与别的团队不一样的事情,要在理念和体系建设的创新上不走寻常路。

5　理念突破　体系创新

"在国际康复专业组织的协助下,彩虹鱼按照国际标准,开始创立 360°全方位、全年龄、一站式的康复医疗和护理服务,让复杂的医疗在轻松温暖的环境中自然流淌,让国际最先进的康复设备帮助人们快速、高效地返回家庭和工作,让坚实的专业技术在有爱的治疗中柔软地呈现……"交谈中李培英的一番话描述着彩虹鱼康复护理院的办院宗旨。彩虹鱼的医院宣传册上赫然写着一句加拿大艺术家 Leonard Cohen(莱昂纳德·科恩)的话——"不完美又何妨,万物皆有裂痕,那是光照进来的地方!"这句话激励着走进彩虹鱼的每一位患者,让他们带着无助而来,载着希望回家。

病人老赵,64 岁,从十几米的楼上摔了下来,脊椎胸 12 椎体暴压缩性骨折,脊髓损伤合并全身肋骨、肩等多处骨折,主动脉撕裂,手术后家属曾以为他再也站不起来了。2016 年 11 月 4 日,老赵进入彩虹鱼做术后康复,双下肢瘫痪,大小便不能排出,更棘手的是他有主动脉夹层,这是一个异常凶险的疾病,就好比他是揣着一枚炸弹来做康复,运动一旦过量就会引爆炸弹。与传统医院康复科不同,彩虹鱼独具魅力:他们提出的"360°全方位"康复过程,从评估到治疗方案,康复治疗部位从头到脚,年龄阶层从小到老,彩虹鱼能够给患者提供从治疗期到回归家庭生活、职业发展的"一站式服务",快速地完成从医院病床到多彩生活的顺利过渡。当人们选择彩虹鱼,就意味着选择了 360°全程、全方位康复医疗和护理服务。彩虹鱼针对每位患者,会个性化地给出治疗方案,药物治疗、器械训练、心理辅导等多管齐下,注重患者最终的功能性达标,从而帮助患者尽早恢复生活自理能力,找回生命尊严! 这是病人老赵及家人选择彩虹鱼做术后康复的主要原因。当时为了给老赵出一套完整的康复方案,彩虹鱼技术团队调研了患者的家庭和生活背景、既往疾病史和平日饮食习惯,根据患者术前到术后全程身体指标进行评估监测。对老赵这样的病例,彩虹鱼会出动由康复医生、物理治疗师、作业治疗师、言语治疗师、心理医生、临床药学、临床营养等多岗位组成的全科队伍开展康复治疗。住院 10 天后,老赵便能够站立但不够稳,接着训练脚趾抓地能力和臀部肌肉力量,尝试在少量辅助下起立。之后通过反重力跑台上做步态和步行耐力训练,在作业治疗师的监护下,住院第 35 天,老赵可达到双手挂拐和病友外出打球。紧接着,作业治疗师对老赵加强抗阻力下躯干控制训练,佩戴踝足支具步行,为了让他能更好地适应出院后的生活,在住院第 48 天开始让老赵除去胸部护具,在治疗师陪同下到医院周边的社区步行,进行上下台阶、斜坡步行实景训练。经过住院 1 个月 26 天的康复治疗,老赵在平衡性、灵活性、稳定性上基本接近正常,并顺利通过了彩虹鱼对患者制定的各项功能性测试,精精神神地出院。出院两周后,老赵回彩虹鱼医院复查,基本可以扔掉拐杖轻松自如地起坐行走。回到家乡,走在熟悉的小路上,老赵经常感叹意外带来的噩运,差点让自己半辈子都躺在床上,很庆幸自己没有放弃来康复治疗,彩虹鱼让发生意外的自己重获了新生,不仅能生活自理,还能干简单的农活,给家里减轻了各种经济和精神上的负担。

董瀚麟,篮球界的冉冉新星,CBA 稀缺内线,重要时刻遭遇伤痛——2018 年 11 月 16 日,CBA 常规赛第 12 轮,董瀚麟不慎与队友发生碰撞,经确诊为左膝内侧副韧带撕裂,遂进行手术。而就在当天,中国男篮宣布的 16 人集训名单中,董瀚麟就在其中。对于即将 28 岁的他来说,机会与时间弥足珍贵,于他、于团队,他都必须要咬紧牙关、迅速康复。11 月 26 日,董瀚麟接受了手术并于 4 天后出院。相比手术,运动损伤的康复需要付出更多的耐心与痛苦,是恢复治疗过程中的核心环节。根据国家体育总局的专家与 CBA 其他运动员的同时推荐,他联系上了彩虹鱼康复中心的林轩弘医生。在运动损伤的康复治疗中,医生、康复师、患者、运动队的队医、体能训练师、教练,是一个最完美的结合,缺少任何一个都不行。手术后第 8 天,董瀚麟在上海彩虹鱼康复中心首先经过专业的体能测试和功能评估诊断,开始接受专业的康复治疗与训练。经过第一周的康复,关节活动度获得明显改善,一方面已经可以完全伸直,同时屈曲角度也持续增加。和其他康复机构单纯着眼于损伤康复不同的是,彩虹鱼对类似的运动员采用的康复方案,目的不单是为了功能的恢复,还关注其恢复之后如何规范训练提高运动成绩,减少再次运动损伤的发生。对于董瀚麟,除了进行术后的膝关节康复训练之外，为了让其出院后能保持较好的体能，还同时实施上肢、核心以及非伤侧的下肢肌力练习。特别是针对心肺功能的训练也至关重要，增加心肺适应能力的最佳运动强度训练，受损运动功能会恢复更快，而且很可能达到比受伤前更好的运动状态。当时董瀚麟在个人微博上笑称"像小孩子学走路一样，一天一个样"。术后第17天，董瀚麟的运动医学主诊医生陈世益教授和彩虹鱼康复中心林轩弘医生，联合团队共同为董瀚麟会诊，运动医学与运动康复的完美结合，真正实现了运动医学专家一直倡导的功能至上，以帮助运动员返回赛场为最高宗旨。据董瀚麟自己表示，每天除了完成门诊3小时的康复训练之外，依照彩虹鱼给出的独家秘方"家庭康复处方"，还要再加练1~2小时。他当时每天都很期待第二天的康复和训练，因为在彩虹鱼的治疗下，康复的进度比他预想的要快，康复的效果也非常理想。术后第26天，经过前三周总共15次的康复与训练，董瀚麟在12月21日终于成功脱去双拐，不再需要拄拐行走。通过在彩虹鱼10周的康复训练，董瀚麟终于回归上海男篮。复出后的董瀚麟在球场上表现出色，赢得了傲人的成绩。类似的国家级运动员、中国奥运冠军在运动损伤之后，通过在彩虹鱼运动康复后重返赛场的案例举不胜举。彩虹鱼的康复护理不仅治好了运动员的运动损伤，而且提高了他们的运动链表现力和跨项目运动能力，延长了运动员的职业生涯。

　　2016年8月9日，浙江桐庐胡先生在家中突然失语，手脚麻木，发生面瘫，发病时才30多岁，家属第一时间将其送到桐庐中医院拍片确诊为脑梗，迅速转院到浙江大学医学院附属第二医院治疗。胡先生在回想当时出院后选择康复医院治疗时聊到，"我了解过很多康复医院，选择彩虹鱼的原因是，当时医生竟然告诉我，在这里不需要挂吊针，更多的是进行器械运动训练，刚出院的我，就不假思索地选择了彩虹鱼进行康复。从进来的第一天开始，我每天训练计划的表格上都是排得满满的。每天早上9:00开始治疗，护士不间断地询问我身体感受，治疗师带着我实施练飞镖、拳击，步行训练和扩胸，手部抓举、肢体协调等一整套的科学训练。在彩虹鱼，我每天都在进步，会走了，慢跑也会了，包括用勺子、筷子……从8月9日发病入院神经科，12日开始床边康复，18日转入彩虹鱼康复护理院，8月27日康复出院，9月1日返回工作岗位，这么短的时间内能有这么大的进步，我觉得是个奇迹！"在彩虹鱼康复护理院，患者达到快速康复的总目标是：在安全的前提下，实现病人更短住院时间，更好康复效果，实现高水平的生活独立，更早回归家庭、工作和社会，更低的治疗费用支出。而这个总目标的实现，需要高水平的专业团队、多学科合作、综合治疗手段运用、全面早期介入，住院期间24小时全面管理，包括康复、心理、营养、睡眠、疼痛、跌倒风险、DVT（深静脉血栓形成）、日常生活行为能力、病人及家属教育。个性化的治疗方案、多种选择的延续性治疗，以功能为导向的康复目标，病人与家属的参与教育……这些都是实现快速康复的必要条件。像胡先生这样的脑卒中患者，中国的发病率在世界排名第一，平均每 24 秒一个，且以每年 9％的速度上升，患者发病年龄也越来越年轻化。当脑卒中患者发病时，其每小时损失 1.2 亿神经细胞，相当于 1 小时老化 3.6 岁，其中 80％的患者遗留各种功能残疾，复发率超过 50％；1 人生病，家庭平均至少 4 人轮流照顾，会给社会造成极大的经济负担。彩虹鱼的快速康复护理服务体系，可以使脑卒中的康复周期比一般 3～6 个月缩短大约 2/3(平均为住院 28 天)；能够做到独立行走，86％的患者能恢复自理能力；50 岁以下的中风患者，70％能回归工作岗位；复发率也降低到了 3％。

彩虹鱼康复护理院服务内容主要涵盖四大业务线：儿童康复，包括生长发育检查、感觉统合训练、注意力、学习能力、多动症训练、姿势、步态异常治疗；包括通过感觉统合训练、听觉注意力训练、视觉注意力训练和儿童能力提升等综合维度来帮助儿童提高注意力。骨科运动康复，包括髋膝关节置换术、创伤骨折术、截肢术、急性/慢性运动损伤、颈椎病、肩关节损伤、腰椎病、腰痛、膝关节疼痛、半月板修复等骨科术后康复；包括运动员选拔机能测试等配合体育机构所做的工作。大病康复，包括特色康复项目如乳腺癌、盆腔肿瘤等各类肿瘤康复，前列腺术后、女性漏尿、心脏康复、慢性病康复等各类大病康复项目。健康管理，包括针对儿童、女性、成人、老人不同年龄层人群，进行发病或防病的生活方式管理，以及运动检测和运动处方开具；包括对家庭开展的上门康复护理和老年家居环境安全的评估和改造等。在浙江，彩虹鱼还输出康复专业知识培训项目，和浙江大学医学院附属第二医院等医院签订了长期的全院各科住院及手术患者康复护理服务合作，由彩虹鱼技术团队分配到每个职能科室，对医院医护和患者进行专业培训，促进住院患者更早开展床边快速康复，尽早出院，同时也提高医院的床位周转率。

6　远程康复　服务到家

如果说钉钉在 2020 年疫情期间在中国教育界点燃火焰，那么彩虹鱼则在 2020 年康复护理界通过互联网远程康复医疗的方式，让康复的刚需患者们家喻户晓。

2020 年春节,一则"首席医疗专家齐聚线上,截瘫患者远程康复开始跑步"的消息,让彩虹鱼获得了广泛关注。40 岁的马爸爸,经历了一场人生中最危险、最复杂的心脏外科手术——开胸,把连接心脏的、人体最粗的主动脉上长的瘤子切掉,把 3 厘米粗细的主动脉换成了人造血管。万万没想到手术成功后,太太和小女儿迎来的却是瘫痪的马爸爸(国际上这种心脏大血管手术后发生截瘫的概率是 6%~20%)。手术后截瘫的马爸爸下半身完全不能动,彩虹鱼专家在其康复治疗中,采用了院内康复治疗和出院回家后的远程康复治疗相结合的方式。春节到了,马爸爸给彩虹鱼发来的节日祝贺有点特别:我能跑了!我能上下楼梯了!我还能跳舞!马爸爸的康复奇迹是怎么实现的?短短 28 天的住院康复,是不可能让马爸爸从瘫痪到能辅助行走。康复大部分不只在医院,彩虹鱼远程康复具备"专家治疗、专业监护、亲情陪伴"三大功能,专家线上一对一评估和治疗,利用"爱康复 App"训练打卡交作业,在家享受亲人陪伴的同时,"爱康复 App"全家陪伴送鼓励。线上专家每日针对马爸爸的训练效果进行评估后及时调整康复方案,让他达到了在出院后能快速康复的治疗效果。

在彩虹鱼团队看来,远程康复是一个与院内治疗相辅相成的治疗方案。考虑到很多患者因为地域、身体状况、经济条件、家属陪伴时间等各种因素无法前往医院进行康复,或者无法长期在康复医院接受治疗,通过远程康复这种形式,可以为穷困人员、居家人员和社区养老院等提供康复技术服务,将康复服务延展到家。而在这项远程康复服务中,彩虹鱼把眼光瞄准在急需康复而又无法住院的疾病人群:急性扭伤、拉伤和慢性劳损、疼痛,骨科手术后需快速返回工作岗位或实现运动的上班族;急需提高运动成绩和防止运动损伤的运动员;已出现脊柱侧弯等疾病的学生或有成长营养管理问题的青少年;偏瘫、截瘫、不能动以及有说话、大小便障碍的居家人员;产后出现需骨盆修复、漏尿治疗等问题,但却仍希望居家陪伴孩子母乳的妈妈们。提供养老所需的康复技术支持和服务,也是彩虹鱼团队看到中国老龄化这一现象后的又一个服务目标。彩虹鱼与美国 IT 巨头合作建立的智慧医疗远程系统,使康复护理人员在病人家中,能够凭借手持的移动终端,连接彩虹鱼康复护理医院的专家,甚至直接对接彩虹鱼的国际顶尖专家资源,提供高质量的康复护理服务。

李培英认为自己 2015 年以来带领彩虹鱼团队,能在康复医疗领域异军突起,最关键的因素源于在医疗资源整合基础上建立了一个完善的医护服务体系。彩虹鱼的患者从准备手术那一刻起,彩虹鱼团队已为他定制好住院期间和出院随访、远程康复等一系列详细的康复护理治疗方案,寸步不离地安排患者从医院到康复护理院直至家中预后生活和训练，为术后、病后人群回归家庭、回归社会，重新获得有尊严的生活，提供了从病床到回归社会的"一站式"服务通道。

7　尾声

李培英说自己一直有个梦想，她要让中国的患者真正懂得"健康"的意义，即使不出国门，也能得到国际水准的康复治疗。这几年，彩虹鱼尽管还在争取实现盈利的道路上，但彩虹鱼康复护理院的品牌已经树立。彩虹鱼康复护理院是唯一入选"国家级示范项目"的医院，是国家体育总局发布的"中国最佳康复运营机构"中的康复机构，国际康复质量认证委员会还发专文表彰彩虹鱼为中国康复事业发展做出的贡献。

看着彩虹鱼这几年的发展，创始人李培英是既喜悦又忧愁，喜的是自己团队秉承着"爱和分享"的价值观和理念，初期的各种困难都陆续得以克服，愁的是人才培养和体系完善仍是彩虹鱼康复事业大计中的薄弱环节。这其实也是整个中国康复医疗行业的痛点，中国康复医疗行业在技术人才和管理人才上是"双缺"的。为此，彩虹鱼也一直致力于通过办学进行康复护理专业人才的培养。至2019年，彩虹鱼康复护理学院第一届学生已经毕业，从毕业生的相关数据和用人单位满意度调查反馈中表明：康复护理专业的人才培养定位是精准和适应行业发展需求的；人才培养模式是正确和有效的。

对于未来，彩虹鱼康复护理团队计划以轻资产模式寻求发展，与现有的高等级医院合作，作为一支训练有素的技术服务和咨询培训团队，围绕患者的康复、生活和工作需求，以康复师、家庭医生、职业规划师为主体，为传统医疗体系中的治疗医护团队赋能，在不同环节针对患者进行康复方案的设计和指导监督。康复师负责患者康复，包括制定运动处方、药物处方、心理处方、营养处方、生活处方等，让患者恢复健康状态；家庭医生作为健康守门人，既可以作为康复师与患者之间的桥梁，又可以及时处理患者的日常疾病，配合康复师的治疗；职业规划师帮助解决患者康复后的就业问题，让他们尽快回归社会，重获尊严，为生命添色彩。

初冬已至，杭州不知不觉在细雨中显得有些湿冷，但是李培英内心却仍一团火热。在跟我们交流完后，李培英带着对中国康复护理行业发展的梦想和憧憬，起身匆匆赶去车站，到彩虹鱼的另外一个工作点指导工作……

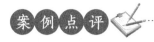

案例点评

彩虹鱼康复护理院从2015年4月创立至今,短短几年就成为国内康复护理界的标杆,作为一家民营医疗服务机构实属不易,其在创立及经营过程中的几个成功之处,非常值得借鉴。

第一,与公立医院错位竞争、合作发展的经营策略。

彩虹鱼康复护理院抓住治疗、康复、预防中的后两个环节,以更契合客户需求为导向,与国内医疗体系中强大的公立医院临床救治科室进行错位竞争、互补合作,为自己赢得了较大的市场空间。

首先,是服务对象上的合作。由于公立医院的公益性,要求有限的医疗资源惠及更多老百姓,导致其更注重效率。特别是手术病人比较多的等级医院,为满足更多病人的手术需求,在运营中力求缩短病人住院时间,加快病床周转率,因此希望绝大多数患者在术后几天内就出院。但对于病人而言,术后就出院,容易错过术后的"黄金康复期"。而彩虹鱼致力于大病康复等服务,不仅很好地配合了公立医院的诉求,而且也较好地满足了这部分病人的康复医护要求。

其次,在康复方案的制订和服务上,彩虹鱼打造出了有别于公立医院康复科以及其他民营康复专科医院的特色。彩虹鱼提供"360°全方位"的康复整体解决方案,针对每位患者的不同情况,采取药物治疗、器械训练、心理辅导等多管齐下的整体解决方案,注重的是患者最终的功能性达标,尽早恢复其生活自理能力,这更契合了患者的期望。而在服务流程管理标准上,彩虹鱼采用的是国际康复质量认证的金标准CARF,这保证了患者能够在彩虹鱼的康复医护过程中得到更高品质的满意服务。

第二,"人才先行,致力于培养新人"的长远策略。

在国内康复及护理行业中,不仅康复治疗师、康复护士、康复工程技师等技术岗位人员和医院行政运营管理人员都非常缺,而且缺乏理念比较现代化、国际化的培养机构和课程体系。彩虹鱼为了发展康复医护事业,在人才招聘和培养上采取了独特的"新招数"。

首先,医院一流首先人才要一流。创始人李培英既往有一流机构工作背景,深知一流人才在医院发展中的重要性,利用其学习和工作背景,能接触大量的海外高端人才的优势,在重要岗位的人才招聘上注重引进有海外求学或工作背景的人才。这些海归人员有国际最新的康复医疗理念,清楚康复护理领域国内外差距和国内的问题点,因此不仅匹配彩虹鱼的人才要求,而且可以帮助彩虹鱼在创立和发展过程中迅速确立独特优势。

其次,新事业、新模式优先用新人。彩虹鱼管理层和技术骨干大部分是"70后"和"80后",很多年轻医生在公立医院是康复专业技术骨干,但由于体制问题,公立医院学科之间资源不均衡,医院对康复专业的医生和护士不够重视。但这群年轻人特别希望在医疗事业上能有一番事业和成就,相比于一些老专家,他们更容易把原有的"半桶水"倒空,接受新理念、新模式,全身心地投入到新事业中来,从而为彩虹鱼的新模式打造奠定了扎实的人才基础。

最后,人才培养先走一步。彩虹鱼"先办学再办医",首先创办了彩虹鱼康复护理学院,在护理专业的课程设置、申请学科专业、教学安排、实训条件配备、课程讲师聘请、人才培养走向等方面进行了前瞻性布局。从2019年彩虹鱼康复护理学院第一届毕业生的相关数据和用人单位满意度反馈中表明:康复护理专业的人才培养定位是精准和适应行业发展需求的;人才培养模式是正确和有效的。毕业生们在彩虹鱼医院的康复医护服务体系中历练实践,不仅为彩虹鱼今后的事业发展提供了人才保障,也为中国康复护理行业输送了更多人才。

第三,"自有流量和外部流量相结合"的多渠道引流策略。

对于一家民营医疗机构,创业初期都会有顾客流量不足的问题,因此"患者开源"决定了这家医院的生计问题。彩虹鱼在成立初期主要借用外部资源导流,首先选址时定在浙江大学医学院附属第一医院、浙江大学医学院附属第二医院所在的上城区,并和周边三甲医院快速积极地建立了院际合作,从而共享了省级医院疑难重症手术患者的流量,出院患者直接衔接进彩虹鱼成为稳定的业务来源。其次,凭借高端人才的过往经历,导入了国家体育总局的运动损伤人群,辅以彩虹鱼完善的康复、预防服务体系,培训运动员运动机能提高,包括运动员选拔机能测试等配合体育机构所做的工作。最后,选择社会刚需业务快速转化效益,和数量日益增长的养老机构合作进行康复护理技术输出,构建以城市核心区域康复护理医院为中心、以社区康养服务站点为纽带的居家养老及康复护理服务体系;与中小学教育机构合作,筛查青少年发育不良、成长疾病问题的治疗等。

与此同时,彩虹鱼凭借自己过硬的技术、优异的服务和明显的康复效果,在业内打响了品牌,从而开始出现了更多的自有流量。另外,远程康复作为一个与院内治疗相辅相成的治疗方案,也可以创造更大的流量。远程康复解决了很多患者因地域、身体状况、经济条件、家属陪伴时间等各种因素无法前往医院进行康复,或者无法长年在康复医院接受治疗的问题,通过远程康复这种形式可以为穷困人员、居家人员和社区养老院等提供康复技术服务,将康复服务延展到家,从而创造了更大的流量,使彩虹鱼的康复医护服务惠及了更多的民众。

张强医生集团:创业医生极致打造特色专科之路^①

摘　要:2014 年,在三甲医院同济大学附属东方医院担任血管外科主任的张强主任医师,毅然辞职,选择自由执业,并创办了中国第一家医生集团。团队前期采用PHP(physician hospital partnership,医师医院合作伙伴关系)模式与京沪等各大城市多家国际医院签约开展服务,并快速地将自己的模式复制到其他专科,成立了多个学科的医生集团。经历了一段曲折的发展以后,于 2018 年开始回归自己的学科,聚焦静脉病治疗,并启动全国布局,在 12 个中心城市成立静脉病中心或开办思俊外科诊所。凭借技术和管理上的不断创新,张强医生集团开创了社会办医新局面。本案例描述了张强医生集团通过创新,发展成为世界一流的静脉病治疗中心和医生集团的标杆性企业的历程。

关键词:医生集团;特色专科;创新

0　引言

2014 年 6 月 30 日,张强医生发了一条微博:我们面临的烦恼,其实都可以通过创新找到解决方法。如果不去做一些新的尝试,那么烦恼和问题就会永远挡在面前。明天是一个特殊的日子:医生集团梦想之旅,正式起航!

如今,距离这条微博的发布,已经过去 6 年了。

---

①　本案例由浙江大学健康产业创新研究中心兼职助理研究员、浙江大学医疗健康产业 MBA2018 级学员杜雨婷执笔撰写。

从单打独斗到 40 多人的团队,从"寄居"在上海沃德医疗中心、北京和睦家到布点全国 12 个城市,拥有 5 家诊所,成立美国子公司,融资千万元并顺利实现盈利,张强医生集团发展似乎一帆风顺。

作为中国第一家医生集团的创始人及首席执行官,在过去的 6 年中,张强的一举一动颇受业内关注:他是中国最受关注的"创业医生",传统医生破局走出体制这条不被看好的路能否走下去,对于中国众多的医生、资本甚至体制而言,意义非凡。

在政策不明朗、投资回报缓慢、不确定因素众多的医疗行业,张强医生集团突出重围的秘诀是什么?

1 张强:不安分的专科医生

1.1 张强其人

张强是温州瑞安人,出生于医学世家,自幼习武。祖父张泽夫为当地有名的中医,外祖父俞仲志为当地有名的西医。张强自幼喜欢研究家中医书,曾目睹祖母和姑妈先后被尿毒症夺取生命的他,从中学时期就决意做一名优秀的医生。

1984 年,他如愿考取浙江医科大学(现浙江大学医学院)临床医学系。1989 年又以优异的成绩考取上海第二医科大学(现上海交通大学医学院)研究生,有幸成为我国血管外科先驱孙建民教授的关门弟子。研究生毕业后,应浙江大学医学院附属邵逸夫医院(简称邵逸夫医院)院长方则鹏先生的邀请到浙江就业,成为当时浙江省唯一的血管外科研究生。

1993 年,浙江大学医学院附属邵逸夫医院还在开业筹备阶段,第一批医疗用品是美国的一家退伍军人医院捐助的。张强和同事去整理仓库时,真是大开眼界。一切都是新奇的,电动病床、一次性吸氧管,等等,这些对于当时的中国来说是相当的先进。在这些用品里,张强找到一双弹力袜,好奇的他立马去图书馆查文献,了解其用途,还专门跑到中国袜子名镇——大唐镇,一家家袜厂问过来,结果都回复说做不出来。看上去像普通的袜子,但却没有织袜机可以做出来。于是张强开始重新设计,通过设计来弥补工艺上的不足,研制出了中国第一双医用静脉曲张弹力袜,并获得了国家专利。

当时的张强觉得中国的医疗用品跟国际相比落后太多了，很想去改变这个局面，去设计一些创新的医疗用品，然后通过中国制造降低成本（比如进口的医用弹力袜是五六百元一双，而张强设计的国产弹力袜只要八十多元一双），让更多的老百姓都用得起。正是有了这一想法，后来他又相继发明了多项医疗产品，获得多项国家专利。

在邵逸夫医院的工作经历对张强影响深远。邵逸夫医院利用国际化的建院背景，遵行国际化理念，提倡人文关怀、循证医学、注重患者的隐私保护、推行"门诊不输液"概念，这些理念让张强提前看到了中国未来二三十年后的医疗模式。年轻的张强借助邵逸夫医院的住院医生培训体系，有幸接受了国际化教育，进行全英文的案例讨论和病例汇报，先后经历美国规范的整形外科、腹腔镜技术、血管外科系列训练，1997年还被派往美国进修血管专科。曾以为邵逸夫医院已经很先进了，但到了美国，张强还是大长见识，发现当时中美医疗理念存在明显差异，在医疗技术上存在巨大差距。在邵逸夫医院工作期间所接触到的国际化理念、美国先进的医疗理念和技术等，都为张强之后的创新发展奠定了基础。

1.2　不凡的履历

2001年，深爱的父亲因尿毒症，血透10年后去世，张强的内心受到很大的震动，决心打造自己理想中的血管外科平台。于是在2002年，张强毅然辞去邵逸夫医院血管外科负责人的工作，加盟杭州市第三人民医院，带领团队凭借其过硬的微创外科技术和管理思路，在院长和杭州市卫生局的支持下，于2004年成功创办了全国唯一以城市命名的专科——杭州市血管外科中心，成为当时国内规模最大的血管外科专科。

而在杭州市血管外科中心发展鼎盛时期，时任浙江省血管学会副主任委员、浙江大学硕士生导师、浙江中医药大学硕士生导师的张强又有了新的想法，想要去国际化程度和医疗水平更高的上海接受新的挑战。

2007年，他辞去杭州市血管外科中心主任的职务，顺利通过了上海市卫生局组织的专家考评，被作为人才引进到上海，出任同济大学附属东方医院血管外科主任。在东方医院期间，凭借其优秀的团队管理能力和强劲的技术创新能力，很快吸引了全国各地的血管外科病人接踵来沪就医。

他的医学天赋也使他成为当时国内少有的、能同时掌握开放手术、腔镜技术、介入技术、血管超声技术、激光技术、射频技术、CHIVA(保留大隐静脉的血流改道手术)技术的全能医生,加上他对患者的热心和负责,使他成为20多年行医过程中保持零事故的医生。许多患者也因此成了他的好朋友,其中不乏社会各界精英人物。

虽然多项社会荣誉在身,但他始终淡泊名利,保持特立独行的秉性。他喜欢把外科技术做到极致尽美,被同行誉为医学界的艺术家。

2 下海

2.1 开启自由职业旅程

就职了三家公立医院以后,张强发现再跳槽没有意义了,以往想改变一些做法从一家医院跳到另一家医院,结果发现其实都差不多。因为体制决定了很多东西很难改变。几年下来,他意识到理想中的医疗靠公立医院目前是难以实现的,所以他下定决心,最后一跳要为自己而跳。那个时候还没有自由执业的概念,张强只知道需要到体制外去试一试。

孩子出生的波折也给了张强极大的触动,让他对私立医疗的看法大为改观。张强的太太怀孕时已年近40岁,属于高龄产妇,因为高龄,公立医院建议剖宫产,此外在公立医院就诊的体验也比较差。有朋友推荐他到上海的国际医院去看看,于是张强就带夫人来到上海沃德医疗中心,整个就诊体验非常舒适,就诊是提前预约的,不需要排队,检查也是随到随做,几乎没有等待的时间。医院妇产科主任亲自做B超、测骨盆,据此得出结论:目前的身体情况很适合顺产。剖宫产的费用比顺产高很多,但医生从病人的角度出发,仍建议顺产。而之前去过的那家公立医院不仅搞错产检的化验单,而且对待患者有时候是训斥的口吻,没有给予充分的尊重。对比之下,国际医院的医生充分倾听孕妇的需求,通过耐心讲解打消产妇生产前的恐惧感,助产师实时的安抚与鼓励以及舒适的生产环境、第一时间的无痛分娩措施等,让整个生产过程很顺利,生产的痛苦也降到了最低,太太很愉悦。经历这个事情后,张强觉得这种医疗模式才是他所认同的。

太太在私立医院生孩子的经历让张强看到了提供理想医疗的可能。于是,2012

年 12 月,张强宣布离开体制,开启自由执业的旅程,希望自己和世界大多数发达国家的医生一样,成为一名自由执业医生,一名纯粹的医生。

但在当时,张强要自由执业,首先要先解决行医资格的问题。医生行医必须三证齐全(医师资格证、医师执业证、职称证),而且必须在执业注册地点行医。医师资格证和职称证张强早已取得,为了解决医师执业地点的注册问题,张强找到了上海沃德医疗中心,跟对方协商注册在对方医院,与对方签订劳动合同,每月 3 万元的薪水,由张强先付给医院,医院再发给他。这样,尽管税费增加不少,但这是唯一能够取得医师执业证书的方法。所以一开始,张强的手术和门诊实际上都放在上海沃德医疗中心,独立核算,自负盈亏。

其实并不是没有民营医院愿意高薪邀请他,只是张强觉得既然出来创业,那就应该彻底做个"裸泳者",落脚点也只是为了借用办公室和手术室。

2.2　首家医生集团成立

不离开不知道,一离开体制才知道,自由执业其实很艰难。离开公立医院前,还有200 多个病人等着他开刀,而自由执业的第一个月,他才 5 个病人,这 5 个从同济大学附属东方医院跟过来的病人也是将信将疑,不理解张强为什么要离开原来的医院。那个时候,张强感受到"庙"比"和尚"要强大得多,同行们的质疑和嘲笑声也很多。张强知道一切都还需要一个过程,一点点慢慢来就好。

随后的几个月,张强凭借高超的医疗技术、热心的沟通态度、过往的经历,慢慢在圈子里做出了名气,"业务量"逐渐多了起来,2013 年下半年还与北京和睦家医院建立了合作关系。张强与医院的合作方式是:制定一个套餐价,套餐里面包含了张强的医师费,如果在合作机构做一台手术,医院需提供场地、耗材、助理等,医院根据套餐里的医师费支付张强劳动费用,其余收入都归医院。

三个月后,张强就达到了自己之前在公立医院的收入水平。再后来,一个星期只工作两三天,就已经超过了以前的收入。随着业务量的增加,张强招聘了秘书和助理医生协助自己。就这样,张强带着一个秘书、一个医生干了一年半时间,从赚钱角度而言倒还轻松。但赚钱并不是他的初衷,他觉得好的东西应该分享给更多人,他还是想要做更有意义的事情。而且,既然自由执业是可行的,不如壮大队伍,服务更多的人。

他开始研究国外发达国家的医生如何行医,由此也知道了"医生集团"这一概念。在美国培训的经历,让张强相信医患和谐的医疗模式是存在的。美国的医疗预约制、日间手术、抗生素的预防性使用、临床路径等概念也已慢慢在中国推行,由此他萌生了一种想法:在公立医院,有很多比我更优秀的医生,他们也想做纯粹的医生,我的经历和挫折或许可以分享给他们,让他们也能实现理想。

于是,在2014年的6月,张强决定用赚来的钱搭一个平台,让更多与他有相同想法的医生一起做:聚集优秀的医生,由签约的医院提供平台,公司提供服务,医生提供技术,以此实现医生的自由执业,并把医生的收入和技术与患者满意度挂钩,真正激发医生提升技术为患者服务的内在动力。

2014年7月1日,经过一段时间酝酿的中国首家医生集团——张强医生集团(Dr. Smile Medical Group)在上海1788国际中心宣布正式运营。

3 摸索前行

3.1 蹒跚起步

医生集团成立后,张强尝试着在微博发布招聘年轻医生和护士的消息,结果出乎意料:在第二军医大学附属医院手术室工作了两年,希望挑战自己的男护士孙延豪;理想是做纯粹的医生、做患者喜欢的医生的上海交通大学泌尿外科谢威医生;外科临床硕士研究生毕业三年且已经掌握最常见血管外科疾病诊疗技术的年轻女医生朱筱吟等纷纷报名,希望加入张强医生集团。

这些年轻人的响应让张强对医生集团充满了信心。由于愿意加盟医生集团的医生有不同的外科专长,因此除血管外科外,张强也开始尝试多专科发展,引入了疝外科、脊柱外科等多个专科的医生。

刚成立的时候,张强医生集团没有医院、没有设备,只有专科团队,每个团队也延续了公司以主诊医生名字命名的方式。为了解决团队的行医资格问题,张强把团队成员分别挂靠在不同的合作机构。

在业务承接上,张强医生集团继续选择多点执业,以团队的形式和张强曾经合作过的医院签约。起初有些医院只认张强医生，特别是一些国际医院，对医生的要求比较高，不同意让其他医生坐诊。张强通过对团队的整体内部培训和个人品牌的赋能，最终使国际医院对张强医生集团开启了绿色通道：只要是张强医生集团的医生，可以免去审核环节直接坐诊。在医疗纠纷中，中国法律往往是追责医疗机构的，所以对于医院来说，引进外来的医生风险很大，但当他们发现张强医生集团的医生能保持零事故、零投诉，比自己雇用的员工风险还小时，他们开始相信张强医生集团。

在合作医院，张强医生集团按照国际通行的CPT-CODE标准（标准化医疗服务薪酬计算方式，即按照服务时间与难度权重计算医生的报酬）计酬，与医院的考评体系或经营业绩无关。在张强当时提出的PHP模式中，医生和医院是以平等合作的形式，各自分工协作，医生通过提供医疗服务取得分成收入或保险支付，从而将医生创业成本降到了最低。张强医生集团负责品牌的建设、诊前咨询、手术门诊预约、门诊接待、医疗团队、专家团队、专科器械、术后随访。与医生集团合作的平台提供合法合规的门诊、手术室、麻醉、护理人员等。每名医生检查、治疗的费用有着完全透明的规定。通过这样的模式让医生的收入合理化，不需要用过度的医疗来增加收入，可以完全站在患者的角度来进行治疗。

在刚开始跟医院合作的时候，当医院支付费用时，对税务不太了解的张强注册了一家传媒公司给对方开票，结果第二天就收到了工商局开具的10万元罚单。着急的张强拿着整版报道张强医生集团的那张《解放日报》跑到工商局，告诉对方这是新生事物，他实在不知道应该成立什么类型的公司开展业务。一开始工商局并不理解，张强追着工作人员问，我们的医生付了劳动是不是应该获得相应的报酬，那我们不拿医院的薪水，医院向我们集团支付劳务费用，我们应该开具怎样的发票？当时医生集团的概念太超前了，开票都没有相对应的科目，工商局为此讨论了很久，最终建议成立一家健康管理类的公司，以开具医疗管理、技术推广、咨询服务的发票。

据此，2014年9月10日，张强成立了"上海张强医疗科技有限公司"，解决了开票这一问题，企业性质定义为综合性医疗服务提供商。

3.2　管理探索

张强给自己的医生集团定位为"新技术、跨专科"，因为他深知离开公立医院之后，如果提供的服务还和公立医院一样,那患者为何找你。只有"新技术,跨专科"的服务才能吸引患者。

2015年1月,首位跨国公司高管正式加盟张强医生集团,从而启动了搭建公司行政框架的进程。新加盟的童维楠出任张强医生集团行政总监,她拥有医学本科背景,曾在葛兰素制药公司任市场部经理、奈科明制药公司任全国市场及医学部经理,以及在雅芳(中国)公司担任健康品牌总监。

张强认为这是对医生集团自身的突破,通过引进高质量的管理人才,打破过去医生在自己圈子里打转的模式,跳出医生固有的思维模式,才能发展得更加强大。

张强医生集团设立了平台部、医生部、发展部、行政部四个部门。平台部主要负责寻求和洽谈PHP模式的合作医疗机构;医生部主要负责医生的培训、临床质量考核、技术创新和开展学术活动;行政部负责法务、人事、内部管理、公共关系及品牌推广;发展部负责品牌规划和医生集团理念传播及自媒体的管理。之所以没有专门设置营销部门,是希望医生能够靠技术去赢得病人。如果设置营销部,医生会产生依赖性。在这样的行政体系下,通过病人介绍病人的客源占到张强医生集团的30%,从营销平台来的患者占比则不到10%。

2015年8月,此时中国尚未全面启动专科医生规范化培训。张强想要填补这块空白,所以他摒弃了传统的医疗职称系统,不遵循常规的主治医师、副主任医师和主任医师的职称晋升之路,而是引进国外先进的理念,实行国际通用的attending(主诊医师)和fellow(专科训练医师),在成为attending之前都是fellow。他坚定地认为,目前体制内培训出来的年轻专科医师,还不足以服务于医生集团的客户。

张强医生集团的医生只需做一名纯粹的医生,只做临床诊疗工作,科研或教学任务都是自愿参加。集团里,一个执业设置attending两名,fellow配合attending完成工作。从管理手术到术后的随访,fellow全程跟随。当fellow的能力达到一定的水平后,通过考核可以晋升为attending,这就意味着可以独立负责患者的就诊、手术。

attending是张强医生集团的核心医生,所有全职加入张强医生集团的医生,无论原来职称是主治医师、副主任医师或主任医师,都要经过6～12个月fellow岗位的训练,接受相应专科诊疗新理念和技术培训。

这种模式给医生创造了一个更大的成长空间,而且成长的背后有着很强的内心驱动力,要求医生一定要非常有激情、有好学心。这一方面体现了医生集团不搞排资论辈的老套理念,以能力为重;另一方面也体现了医生集团不受束缚,致力于持续的技术创新。在张强医生集团,技术创新是有衡量标准的,这种标准就是以患者为中心,一个手术方式及理念对患者创伤小不小、是不是舒适、安不安全、是不是有效,都被优先考虑。

3.3 退回首轮融资

2015 年 10 月,当时的医生集团成了继互联网医疗之后的又一投资热点。逐渐有投资机构找到张强表示愿意投资。

一开始张强对资本很排斥,觉得逐利性太强,资本家会无限追求利润,从而影响医生从医的初心。经过后续交流了解,张强意识到资本本身是中性的,用好资本工具能让自己想推广的医患模式更早到来。当时张强计划在杭州尝试建设日间手术中心,所以接受了第一笔 5000 万元的融资,在白马湖附近找好了场地,当地的政府领导都出面共同探讨如何落地。但是当张强第二次来到工地现场的时候,发现这个工程很庞大,自己仿佛变成了建筑工地的工头,这样下去,这几年医生集团坚持打造的特质和优势将不复存在。医生集团的初心是服务患者,如果拿了地,钱一砸,基本好几年都要荒废在工地上了,那就会错过发展的黄金时期。他突然意识到重资产不应该是优先考虑的范畴,并且当时的商业模式还没有想好,拿了这笔钱对投资人是极不负责的,经过再三考虑,他决定退回这笔投资款。

决定退回投资的前一天晚上,张强办公室的灯一直未灭,他叫上团队其他成员,开了一晚上的会议以统一思想。第二天,张强找到投资人沟通,希望将 5000 万元融资款退还。投资人很惊讶,第一次遇到有人退回投资,张强诚心地告诉对方,我们目前的商业模式不成熟,这笔钱很有可能被我们浪费了。刚好投资人当时也有大量的现金需求,经过沟通后,投资方同意取消原已达成的融资计划。

张强医生集团退还投资的消息一出,引来一阵唏嘘。那段时间,"医生集团还能活多久"成了人们茶余饭后的谈资。

退掉了第一笔投资之后,张强开始静下心来思考商业模式,认为需要在战略上做重大调整,认定医生集团必须是轻资产扩张。

确定了战略方向之后,由于医生集团自身实力足以满足现阶段轻资产模式对资金的需求,所以暂不融资能使医生集团集中精力于业务,扩张步伐反而加快。

3.4 首个医师个人责任险问世

在执业过程中,困扰张强的还有医疗责任的保险问题。

传统的"医责险"是根据医疗机构规模、保障的医生数来决定保障内容的,因此保障对象针对的是医疗机构,而不是医生个人。对于没有实体医疗机构的医生集团,如何保护团队人员能够心无旁骛地专注于服务患者,减少工作中的风险,也是张强一直在考虑的问题。

在商业"医责险"发达的欧美国家,不仅提供"医责险"的保险公司众多,保费和保额也会因为不同专科医生的风险程度而不同。但是在中国,由于缺乏相应的数据、产品设计复杂、风险不易把控、难以收回成本等原因,为医生个人设计的"医责险"一直没有能够推出。在国家多点执业政策逐渐推开之后,这种尴尬愈加凸显。

一开始的时候,张强采取的措施是在与执业单位签约时,要求对方医院在购买医责险时,必须覆盖到张强医生集团的员工。但是作为真正承担医疗风险的医生,张强医生集团在合作医疗机构购买医责险方面始终缺乏自主性。如果医生集团能够自带医责险,将会加速医生集团走向市场的步伐。

张强看到了问题所在,为了使医生集团发展得更加顺利,他和阳光保险商议,共同推动了首个医师个人责任险产品的顺利问世。

根据这一产品设计,医生集团购买了医师责任险后,医生在各地诊疗中的过失、意外造成的事故经济纠纷,可由保险公司介入,通过当地的医疗纠纷人民调解委员会,协调出一个赔偿金额,患者确认后,保险保障额度内的金额,由保险公司承担。如果患者或家属不接受协调方案,走司法程序,请律师、出庭也是由保险公司来代表医生处理,法院判多少,保险公司赔多少,保障额度内跟医生没关系。该保险的保费根据医生的科室和职称确定,可以保障医生在中国内地所有合法医疗机构(包括医院、诊所、门诊部、卫生站等)的多点执业意外风险。

2016 年 10 月,张强医生集团旗下的宇克疝外科医生鲍宇克,收到了全国首张医师个人责任险保单,这一保单使鲍医生可以在一年内不限次数获得累计 100 万元的保额,单次事故赔偿限额同样高达 100 万元。

4 快速发展

2016 年,国务院印发了《"健康中国 2030"规划纲要》。纲要明确指出,"创新医务人员使用、流动与服务提供模式,积极探索医师自由执业、医师个体与医疗机构签约服务或组建医生集团。"这是"自由执业""医生集团"第一次写进"国字号"的文件。

在政策的推波助澜和资本的追逐下,全国医生集团"野蛮生长",数量快速超过了 1000 家。张强医生集团除了在上海沃德医疗中心、上海禾新医院执业外,也在北京和睦家、浙江绿城心血管医院等多点多专科执业,业务量飞速增长。

4.1 复制专科医生集团

在解决了医生集团经营的各方面障碍、政策形势大好之际,2016 年 2 月,张强医生集团重启融资,额度提升到了一个亿,并且计划在三周之内初步谈成融资事项。此次融资目的是把张强医生集团的架构打造得更加结实,在行政和运营管理团队上增加力量,同时建设垂直领域的专科集团,将已有的张强医生集团模式再复制 30 个,成为拥有 30 个专科的综合医生集团,为下一阶段的发展打好基础、预留空间。

这一次张强的融资洽谈比较谨慎,在接触了多家投资公司之后,深圳的分享投资是张强接触下来比较认可的,首先是分享投资对医疗行业有前瞻性,看好医疗未来的改革模式,而且给了张强医生集团 7 年的发展时间,充分考虑了医疗行业的慢周期,让张强产生很多共鸣,所以最终选择了分享投资,获得数千万元融资。

在实施过程中,张强发现,要想复制 30 个"张强集团"并非想象中那么容易,"人"这一关就很难解决。要复制 30 个张强集团,意味着要找到 30 个具有企业家素质的张强医生来对自己的团队进行管理。复制医生张强容易,要找到具有企业家素质的医生却很难。

于是张强在原计划想先孵化的 9 个专科医生集团中,慢慢地又砍掉了 5 个,到了 2017 年年初,准备集中力量先培育原有的 4 个"王牌"团队——静脉曲张手术团队、女性肛肠团队、男性乳房发育团队、疝外科团队。

在实际运行中,培育这4个专科团队还是碰到了很大问题。首先,走出公立体制的专家需要经历一个休克期,因为失去了"庙"的光环,业务量一时上不来,初期经营跟以前他们在公立医院时的情形会形成巨大落差,这往往会让他们陷入消沉。这时候张强得付出大量的精力去安慰他们,去平复他们的心情,并通过分享自己的经历去鼓励他们,但这样一来,张强放在自己主业上的精力就少了。其次,学科开发多了,慢慢地社会上也都搞不懂张强医生集团到底是做什么的了,品牌定位逐渐趋于模糊。并且,尽管这些专科医生也很努力,但也没有把握一定能做到第一,而医生集团要做就得做第一品牌,第二品牌要想生存下去就很困难。

进一步地,张强慢慢发现,很多医生其实是缺乏领导力的,能做到个人盈利已经非常不容易了,让他们带团队和开展专科运营,最终只能是拖后腿,导致整个张强医生集团在财务上和经营上陷入困境。

在复制医生集团这一过程中,张强深刻体会到了品牌定位和团队领导力的重要性,考虑到当时他自己所领导的血管外科团队也还没有发展成熟,再要带动其他专科团队共同发展,更是难上加难。

2018年下半年,看到了在治疗下肢静脉曲张的市场优势之后,张强下定决心把所有子医生集团剥离,全部精力聚焦到最具优势的静脉曲张超微创诊疗,目标是用三年时间在静脉病领域做到全球第一。他觉得,在治疗下肢静脉曲张这个领域,我们离世界第一已经那么近了,既然复制医生集团难度大,那就先集中力量做好一件事。

4.2 技术引领

张强自己从医多年来,在下肢静脉曲张诊疗领域持续创新,拥有多项亚洲和国内首创技术及纪录。例如,1997年,在亚洲地区首先开展内镜技术治疗静脉性溃疡(SEPS),突破顽固性溃疡的治疗难题。2002年,开展全球首例腔内钬激光治疗下肢静脉曲张手术,拓展了钬激光在血管外科领域的应用。2010年,在国内率先开展下肢静脉曲张日间手术,改变了静脉曲张手术需要住院的传统历史。2011年,开展中国首例静脉曲张CHIVA手术治疗,引入了保留静脉的治疗理念。

在2014年7月,医生集团成立之初,张强将自己擅长的"静脉曲张当日手术"作为医生集团拿手的"武器"之一。在公立医院往往需要开刀住院至少两三天的静脉曲张手术,在张强医生集团,病人手术完当天就能回家,不需留观。并且凭借丰富的手术经验和熟练的操作,张强医生集团治疗后的患者复发率低于 3%,而在国际上,静脉曲张手术的平均复发率达到 20%～30%。

依托这一技术,张强把"静脉曲张当日手术"做成了医生集团的招牌,这是他打出"张强医生集团"名片的第一个撒手锏。从 2014 年 7 月医生集团成立,到 2015 年上半年,张强医生集团的手术量急速上升,单日最高手术量达到 15 台。

为了让团队成员能够不断成长,他规定每位医生都要持续更新国际前沿知识和技能,积极参加 Journal Club(文献报告会),提升学术演讲能力。公司每年派出多批人员出国访问,与世界顶尖的专科医生交流前沿学术经验,参加国际会议和到世界著名医院访问交流,把握世界静脉病领域的动向。

张强还要求专科团队对标国际上最好的专科,门诊采用国际通行的预约制;开展国际标准的日间手术;服务流程的每个环节都以病人为中心,并配有 24 小时随时待命的专家助理和随访团队;一次性耗材坚持做到"一人一管一抛弃"等高要求措施。

在张强的带领和团队成员的努力下,静脉曲张手术团队医生的医疗水平也逐渐与国际接轨。2015 年,张强医生集团下肢静脉曲张日间手术量居全国首位;2016 年,张强医生集团开展了全球首例 VR 辅助局麻下的静脉曲张手术;2017 年,开展下肢静脉曲张的血流动力学诊断和评估,采用 CHIVA 门诊治疗全面取代以往的静脉破坏性手术。

CHIVA 手术,是国际上治疗下肢静脉曲张的一种手术方式,最早由法国人 Claude Franceschi(克洛德·弗朗切斯基)在 20 世纪 80 年代提出。与传统的破坏性手术不同,CHIVA 在治疗下肢静脉曲张时选择改变血液流向,保留所有大隐静脉的方式进行。这项手术尽管推出时间早,但因为要求医生掌握复杂的血流动力学和超声影像技术,所以真正能驾轻就熟的人寥寥。张强曾在 2011 年做了中国内地第一例 CHIVA 手术,但直到欧洲一项多中心临床试验的结果发表与张强医生多年积累下来的结果相近,他才下定决心在 2017 年大规模推广。

2018 年 11 月,张强医生集团主办亚洲首次下肢静脉曲张 CHIVA 治疗直播研讨会,引起了国内血管外科学术界的关注,让医生们认识到 CHIVA 是一个很了不起的技术里程碑,第一次把血流动力学理念引入外科诊疗,以提高手术的精准度及有效性。

体制外办会很不容易,但张强医生集团凭借过硬的会议内容、满满的创新及实用内容吸引了来自全国各地的医生们自费参会,很多人甚至站着听完整场会议,网络观看人数超过 3000 位,包括各地的血管外科同行和部分患者,这更坚定了张强医生集团继续在技术创新方面走下去的决心,希望理念和技术的进步能为更多的患者朋友带去福音。

2019年4月,张强医生集团还主办了国际静脉病论坛,并发布了亚洲首个《静脉曲张CHIVA诊疗共识》。会上,他们邀请了下肢静脉曲张治疗术式CHIVA的创始人克洛德·弗朗切斯基医生来华演讲,同时在会上宣布成立静脉中心学院。这是张强医生集团打造的线上学习平台,内容均与下肢静脉曲张的治疗和科普知识相关,平台上的授课老师均来自张强医生集团,这些课程对大众开放的,并可以修学分,这无疑能吸引到众多对治疗下肢静脉曲张感兴趣的医学人士加入。

张强坚信世界在变,医学知识也在变。每五年大概就会有一个知识更新。即便现在是一个领域专家,假如不学习,五年以后也有可能被淘汰。所以张强鼓励团队医生保持不断学习的心,致力于研发自己的产品。为了让技术不断进步,张强团队与世界上的专家,几乎每隔几天就互动,经常有病历分享。

现在,张强医生集团凭借过硬的技术,早已不愁患者源。张强也逐渐减少了门诊,作为管理者,他更多承担起了技术创新和战略管理的责任。

4.3　开设实体诊所

2017年,由于股权分配、运营模式、医生兼职等多重问题,市场上出现了一大批"僵尸"医生集团,大多数医生集团处于不运营、不运转状态,依然还在市场上活跃的只剩下100多家,医生集团似乎热度暴跌,被打入资本市场"冷宫"。医生集团这条路是不是走不通了? 资本退潮、热钱消失后,医生集团走到了一个新的节点。

作为中国第一家医生集团的创始人,张强对此不以为然。每天,他都在社交媒体上发一句"早安",配一张以自己为原型的玩偶,戴着眼镜,咧着嘴笑。外界的质疑,并没有打乱他的计划,他继续逆势而上。

最初创办医生集团的时候,张强曾构想,集团不会开办实体医疗机构。但随着互联网技术的突飞猛进,张强开始重新思考集团的未来。

一方面是2016年融资成功,资金充裕,另一方面是觉得张强医生集团需要一个实体"门面",既可以给前来洽谈合作的人展示张强医生集团是怎么运作的,又可以承担公司内部人才培养、流程及标准制定和实施等功能,因此,张强在努力培养多专科医生团队的同时,开始打造医生集团自己的诊所。

经过长时间的研究、筹备、建设,2017年8月,位于中国首家共享医疗大楼(Medical Mall)内的杭州思俊外科诊所正式对外亮相,标志着张强医生集团进入线下实体医疗机构布局新阶段。2018年1月,北京思俊外科诊所正式运营,接着,昆明、成都、上海诊所也陆续营业,这些诊所都处于城市繁华商圈,与综合性医院为邻,且不接受医保,只接待自费和商业保险患者。

"思俊"一词来自英文单词surgeon(外科医生)的谐音,寓意"思索、才俊",也意味着思俊外科诊所是招聚、吸引医疗才俊共同发展的地方。思俊外科诊所定位为共享型诊所,作为国内多家外科名医团队的共享执业平台,开展外科疾病的门诊、门诊治疗、随访,对接第三方检验、影像、药房、手术中心、医院等,以与国际同步的诊疗技术、便捷舒适的看诊流程、私密温馨的就医环境,为患者提供一站式外科医疗服务。思俊诊所坚持以最严格标准筛选名医专科团队入驻,目前入驻的名医团队有:张强医生集团静脉病中心、英华儿童骨科、腋爽治疗中心团队等多家国内知名医生集团。

与此同时,张强医生集团还与多家医疗机构合作,在上海、北京、杭州、昆明等全国12个城市设点建立静脉病中心,合作为患者提供安全、微创、个体化、领先和愉悦的优质医疗服务。开展的疾病诊疗范围为:下肢静脉曲张、下肢静脉瓣膜功能不全、后复发性静脉曲张、肢静脉溃疡、静脉压迫综合征、肢深静脉血栓、肢深静脉血栓后遗、先天性下肢静脉畸形等静脉病。

张强开设线下实体的探索也启发了同行。2018年下半年,冬雷脑科医生集团创始人宋冬雷,正在为自建医院忙得不亦乐乎;沃医妇产名医集团创始人龚晓明也在物色医院选址……中国医生集团联盟最初的七大医生集团都开始不遗余力地忙着向实体延伸。

5 尾声

经历过早期自由执业者的艰辛,遭遇过医疗同行和投资方的质疑,也承受过可能的政策风险,但在坚持实现让更多人享有优质医疗的道路上,张强却从未退缩过。

张强认为,医生集团未来将面临全面调整阶段。正规的医生集团机会更多;不正规的、运营管理水平比较落后的,或者市场影响力较小的,可能会被逐步淘汰;一些假的医生集团会被过滤出去。而张强医生集团虽然目前发展向好,融资也不难,但随着张强医生集团的发展,张强还是感觉压力很大,觉得自己到达了一个认知瓶颈。当企业规模还小的时候,只要保持技术的领先就能不断发展。但当达到一定规模后,整个竞争氛围都出现了变化,真正的对手也慢慢浮出水面。受逐渐松绑的医疗政策刺激,新医疗新诊所、日间手术中心、第三方医疗机构不断涌现,整个医疗业界形态不再局限于以往传统以医院为核心的医疗模式架构。越来越多的公立医院中的大专家也开始多点执业或者干脆走出体制,开办自己专业领域中的民营专科医疗机构,未来的竞争将越来越激烈。

面对日益增加的模仿者和竞争者,如何才能让自己的团队在专业医疗领域始终保持行业领先水平?思俊诊所的未来发展会遇到哪些问题?2020 年,坐落在上海新虹桥国际医学中心医技大楼的张强医生集团国际静脉病中心已开业,美国的子公司也将会正式成立,张强医生集团能否走出国门,成为中国医疗机构走向世界的成功探索者?

越来越多的挑战迎面而来,相信张强和张强医生集团仍然能一往无前,通过各方面的创新,最终走出一条具有中国特色的医生集团创新发展之路。

附录:张强医生集团发展历程

2014 年 7 月,宣布成立国内首家跨专科医生集团(Dr. Smile Medical Group)。

2014 年 8 月,首次在国内提出 PHP 模式,并陆续与国内多家国际医院签约。

2015 年 2 月,成立国内顶级外科俱乐部:思俊俱乐部(Surgeon Club)

2015 年 6 月,完成股份制改革。

2016 年 2 月,完成首轮融资。

2016 年 3 月,发起并成立中国医生集团联盟。

2016 年 10 月,提出"城市共享型专科医疗服务"模式,启动建立国内最大规模、最高规格的连锁静脉病中心(Vein Center)。

2017 年 1 月,成立上海、北京、杭州三地临床中心。

2017 年 2 月,Dr. Smile Medical Group 在美国注册。

2017 年 8 月,张强医生集团旗下连锁医疗机构——思俊外科诊所落地。

2017 年 9 月,浙中、浙北、浙东静脉病中心先后成立。

2017 年年底,北京、杭州、昆明思俊外科诊所开始运营。

2018 年 7 月，成立"思俊静脉病学院"。

2018 年 11 月，西安、广州、深圳、郑州、沈阳、南京静脉病中心相继落地。

2018 年 11 月，发起并成立了国家级静脉病专业委员会。

2018 年 11 月，成都思俊外科诊所正式运营。

2018 年 12 月，荣获上海医交会"十大医生集团品牌"。

2019 年 5 月，主办首届国际静脉病论坛，并发布了亚洲首个《静脉曲张 CHIVA 诊疗共识》。

2019 年 11 月，上海思俊外科诊所正式运营。

2019 年 12 月，荣获"2019 年度中国优质医疗服务创新奖"。

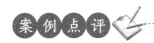

案例点评

张强医生集团能够成为行业标杆，主要在于其有以下几个突出特点。

第一，在探索过程中始终保持发展战略的明确。

张强医生集团作为一个新兴事物，一切发展都要靠自己摸索，只有战略明确，并且将创业风险降到最低，才能在创业过程中活下来并发展壮大。

首先，通过前期尝试和反复摸索，确定轻资产扩张的发展战略。张强医生集团真正快速发展是从明确轻资产扩张发展战略开始的。确定战略方向后，张强医生集团评估自身实力足以满足现阶段对资金的需求，所以暂不融资，将精力集中于业务，加快了扩张步伐。

其次，通过对血管外科科室发展和疾病市场的评估了解，根据团队技术优势，将诊疗方向聚焦于静脉病，并且制定明确的发展目标，要用三年时间在静脉病领域做到全球第一。

最后，始终把握以医生为主做品牌，静脉病中心、诊所、学院等拓展都只是项目，为了辅助医生集团品牌的发展。

第二，张强作为一个具有企业家精神的名医，在其中发挥了重要作用。

要在以传统的医疗服务模式占绝对主导地位的领域中，以一种全新的服务模式打开市场、寻求发展，如果企业领导人没有创业者特质，是难以成功的。

从案例中我们可以看到，张强基本上具备了成功创业者的五大特质：胸有抱负、追求理想,张强在从医过程中明确了自己的目标——提供理想的医疗,并一直围绕着自己的理想在不同的平台摸索,当最终发现理想的医疗靠公立医院还难以实现时,就毅然下决心为实现理想而创业,在创业过程中也一直围绕着理想医疗开展各项工作;富有创新精神、善于自我激励,始终有很强的自我驱动力,不满足于现状、不断追逐,并达到挑战性的目标;自信乐观、百折不挠,张强在创业过程中,虽然经历过早期自由执业者的艰辛,遭遇过医疗同行和投资界的质疑,也承受过政策风险和行业寒冬,但张强却从未退缩过,一直乐观面对,通过创新寻求突破;富有团队精神和奉献精神,张强并不仅仅满足于自己的名利,而愿意为了追求理想去为更多的人创造平台,他分享自己的经历去鼓励团队成员,将自己的品牌赋能给团队成员,邀请有医疗行业专业背景的高管加入以完善团队,自己放弃很多的业务,致力于为团队服务;诚实正直、具有领导力,张强认真敬业,一切从患者角度着想,20多年行医过程中保持了零事故,致力于打造良好的创业文化和专业化管理,注重引进专业管理人员,引进国外先进的管理理念和经营管理方式,改变了传统医疗机构重业务、轻管理的习惯,将诊疗相关的一切业务活动规范化、制度化,从而使张强医生集团发展得更加强大。

第三,创新驱动、追求极致,形成了技术领先的核心竞争力。

一方面,张强医生掌握行业领先的技术,并且带领团队持续更新国际前沿的知识和技能,并对标国际上最好的专科发展,朝着静脉病第一品牌的目标前进。另一方面,在拥有优秀的专业技能基础上,始终保持危机感,持续激发员工的学习能力和创新能力。张强鼓励团队医生保持不断学习的心,研发自己的产品。为了让技术不断进步,张强团队与世界上的专家,几乎每隔几天就互动,经常有病历分享,以保持技术领先的地位。

正是依靠技术上的领先,给患者带来了差别化的治疗效果,加上规范化、有温度的服务流程和态度,使张强医生集团的品牌知名度和美誉度持续提高,从而为张强医生集团的发展奠定了扎实的基础。

台医"互联网＋防疫"模式:联动公共卫生与医疗服务①

摘 要:在新冠肺炎来袭之第一时间,台州恩泽医疗中心(集团)(简称台医)在全国率先开通"新冠肺炎防治专线"问诊和咨询服务,面向全国提供7×24小时的免费答疑服务。除了通过提供专业的线上咨询来降低群众的恐慌、传播防控知识外,还对有疑似症状的重点人员进行追踪跟进,利用线下实体医疗资源集中收治台州市高度疑似患者,完成线上线下的全流程闭环管理;同时,医院在疫情期间,通过互联网医学中心向患者提供更加完善和便利的线上服务,在满足患者在疫情期间复诊配药需求的同时,也降低了线下就医可能发生的感染。本案例描述了台州恩泽医疗中心(集团)在疫情期间创新公共卫生服务模式和医疗服务模式的历程。

关键词:互联网医疗;防疫抗疫;公共卫生;联结

0 引言

2020年3月15日,全国第一个传染病疫情线上问诊团体标准——《传染病疫情线上问诊服务规范》由浙江省数字经济学会正式发布。台州恩泽医疗中心(集团)作为一家医疗机构,在编写单位中最为亮眼。

陈海啸院长将此新闻报道转发到医院微信群中,并郑重地感谢员工这段时间兢兢

---

① 本案例由浙江大学健康产业创新研究中心专职助理研究员李欣蔚执笔撰写。

业业的付出,"又一项成果! 作为台医人值得骄傲!"看到院长转发的这一条信息,台州医院互联网医学中心主任谢伯剑不禁想起了台州医院互联网医学中心自1月22日在全国率先正式开通"新冠肺炎防治专线"以来,这几个月不断完善线上服务方式和内容,并与公共卫生服务、线下医疗服务紧密结合的经历……

1 台州医院互联网医学中心

浙江省台州医院是一家集医疗、科研、教学和预防为一体的三级甲等综合性医院,是区域综合性公立医疗集团台州恩泽医疗中心(集团)总部所在地和龙头医院(有关介绍详见附录)。截至2019年,中心拥有高级职称人员585人、硕博士604人。

台州山多、海岛多,群众出行就医的交通条件不是非常便利,台州恩泽医疗中心(集团)便在2016年12月成立了台州医院互联网医学中心,以台州恩泽医疗中心(集团)的线下医疗力量为依托,通过互联网搭建远程医疗健康咨询服务,一方面方便群众问医咨询,另一方面也方便与上级和下级医院进行远程会诊,为群众提供更好的服务。

经过几年的发展,到2019年年末,台州医院互联网医学中心已经完成了"健康恩泽"App、医院和专科微信公众号、医院官网与互联网中心网站、远程会诊中心等线上平台搭建,可提供在线图文或视频问诊、咨询热线、线上慢性病复诊、远程医疗等服务内容。随着微信在群众中的愈发普及,医院增强了官方微信号中的功能,嵌入了线上预约、线上问诊、专家门诊排班查询、检查报告查询,甚至还有住院订餐等服务模块。除此之外,针对儿科、妇科、产科、美容整形科等普通群众有较多需求的临床专科,医院推出了各专科微信公众号。而"健康恩泽"App则将在线问诊、缴费支付、智能导诊、个人健康档案等功能进行了全面集成,为群众提供了更全面的一站式线上服务。

互联网医学中心尽管开通了很多线上服务功能,但在推广过程中却发现,很多群众使用线上功能的频率并不如预想的多。这一方面是因为大家生病时还是习惯于自己前往医院就诊,觉得要让医生当面看看自己才放心,即使线上问诊更方便;另一方面则是因为政策限制,线上付费环节的医保支付功能未完全打通,群众无法在线上使用医保,所以为了省钱就宁愿线下去医院跑一趟。正因为如此,一段时间下来,只有小部分群众会偶尔尝试使用图文问诊、线上复诊购药等功能,像医院热心推出的线上复诊及药品配送服务,实际上一个月的服务量只有个位数。

2020年1月,台州医院互联网医学中心在完成了本部门年终总结以后,正在组织讨论2020年如何深入推广互联网线上服务。谁都没想到,一场黑天鹅事件即将给互联网医学中心带来前所未有的机会与挑战……

2 疫情突袭

2019年年末,湖北省武汉市发现多起不明原因的病毒性肺炎病例,常见症状有发热、咳嗽、气促和呼吸困难等,病情加重可能会导致肺炎、严重急性呼吸综合征、肾衰竭,甚至死亡。2020年1月12日,世界卫生组织(WHO)命名这种新型冠状病毒为2019-nCoV。1月20日,国家卫生健康委员会(简称国家卫健委)召开新闻发布会,由国家呼吸系统疾病临床研究中心主任钟南山院士担任组长的国家卫健委专家组介绍了新型冠状病毒肺炎疫情,钟南山证实有人传人的情况发生,也证实了有医务人员被感染。人们顿时紧张了起来。

台州恩泽医疗中心的陈海啸院长得知此消息后,马上意识到了一场防疫的全民战争即将开始。

1月21日,医院互联网医学中心考虑到,面对新出现的传染病疫情,普通群众由于缺乏对疾病的了解,常常不知道应该如何面对,稍有不适通常就会陷入恐慌,既怕到医院就诊被感染,又害怕自己已经被感染,因此准备开通新冠肺炎专项咨询热线。1月22日早上8时30分,陈海啸院长召集相关职能部门开会商议疫情防控,互联网医学中心向陈院长报告此事时,获得了高度认可。同时,陈院长认为:"光靠你们几个人的力量是不够的,要集合集团资源和社会资源一起来搞。"陈院长的想法是要建立一套能支持大型疫情的、面向群众的信息交流平台,包括和医院信息中心紧急沟通,在现有咨询问诊的渠道上开辟单独的"新冠肺炎防治专线",对疑似症状患者进行追踪随访,并且提出信息定时通报、线上与线下部门间紧密联动等工作要求。

经过一番讨论,在明确基本要求和方案后,互联网医学中心迅速行动,当天中午12点就在全国率先正式开通了"新冠肺炎防治专线",推出线上免费义诊平台。专线开通的第一天,就有600多人在线上咨询各种问题,互联网医学中心迅速忙碌起来。

3 积极应对

3.1 7×24小时免费咨询

1月23日,医院信息中心全体成员积极响应互联网医学中心的要求,当天上午就完成了视频问诊、线上线下开单等软硬件调试,并召集全体人员至互联网医学中心现场学习远程会诊操作,确保人人都能及时应对和处理突发情况。

面对防治专线工作人力不足的问题,医院党委、团委发出倡议在全院招募志愿者。倡议发出后,许多医生、护士上完夜班后连工作服都没来得及换,就匆匆来到互联网医学中心帮忙。呼吸科、ICU、急诊、感染科等科室的医生前来轮值。其他加入平台服务的员工志愿者通过快速培训上岗,排3个班次,早上8点到下午4点、下午4点到0点,0点到早上8点,以保证能够提供免费的7×24小时的服务,应对急剧增长的咨询需求;同时,为避免群众在焦虑中等待,互联网平台总共开了7个通道,以保证群众能迅速接通。专线开通后,工作人员发现不少人会在晚上进行电话或视频咨询,每个晚上的服务量都与白天差不多,甚至比白天的还多,中心也据此灵活调整了每班人数。

"我没有接触史,但我自己感觉发烧了,是不是感染了新冠肺炎?"刚开始,很多发热病人来咨询,都带着恐慌情绪,甚至稍微有点咽痛、流涕的症状就来咨询。

通过恩泽医疗微信公众号,群众随时可以进行图文咨询,通过文字说明情况,并添加相关图片,提交后就会有工作人员回复;也可选择在健康恩泽App进行视频问诊,和专业的医务工作者进行面对面的即时沟通。另外,还可以直接拨打热线电话进行咨询。通过提供多种咨询方式,方便了不同年龄段、不同"轻问诊"习惯的群众。

"你这样的情况,不要太紧张,注意多饮水,过半天量一下体温,加强观察就行,有什么变化,可及时跟我们联系。"

"你不要慌张,去你附近医院的发热门诊做筛查,会有专门的医护人员接诊的。"

"您好! 昨天你说自己有点发热,请问你今天感觉如何?"

22个席位坐满了医院的医护人员,他们戴着耳麦、盯着电脑,耐心回答着群众提出的各种问题。

3.2 线上线下联动防疫

专线开通之初,台州恩泽医疗中心(集团)就强调要持续跟踪咨询百姓的情况。所有有发热症状的病人,包括线上咨询的群众中出现疑似症状的人员和医院发热门诊筛查出的回家观察的人员,次日互联网医学中心都会主动进行电话随访,直到排除。

虽然大部分网络咨询者的担忧只需要医务人员进行医学指导,不需要通过亲自前往医院做检查来解决,但确实有极少数咨询者存在高风险接触史或可疑的发热症状。在接到疑似病例咨询后,互联网医学中心的工作人员会立即通知医院急救部门,出动负压救护车将其转运至医院。台州公共卫生中心设在台州恩泽医疗中心(集团)下属的恩泽医院,所以线上线下的各环节和各部门之间的信息沟通比较通畅,集团也随后建立起了一套标准化的运作模式,使线上线下形成闭环(如图1所示)。

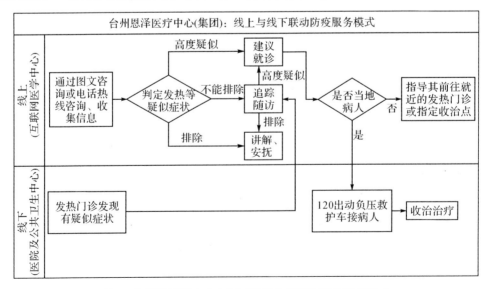

图1 台州恩泽医疗中心(集团)线上与线下联动防疫模式

1月24日,31岁的顾先生通过手机端在恩泽医疗"新冠肺炎防治专线"上进行在线图文咨询。他曾于1月22日途经武汉约4小时,于1月23日出现发热症状。

在了解到顾先生的情况后,台州医院互联网医学中心的当值感染科王医生迅速将顾先生归为"A类人群"(即有发热等症状且有疫区接触史的高度疑似人群),重点收集他的信息,并建议他做好防护并立即前往附近的定点医院就诊。

当日,顾先生就入住台州市公共卫生医学中心,查胸部CT提示"左肺斑片、结节影,炎症性可能,右肺中叶少许纤维灶",台州市疾控中心对其进行新型冠状病毒核酸检测,结果呈阳性,医院立即给予病人抗病毒、抗感染、中医等综合治疗。

出于对治愈前景的怀疑和对新型冠状病毒的恐惧,顾先生曾一度陷入情绪低落与恐慌中。不过,在顾先生住院期间,"新冠肺炎防治专线"工作人员继续跟进随访,并提供心理疏导与科普宣教。

"可能是因为我发现得比较早,症状是比较轻的。在隔离的时候,医院人员在图文咨询和电话里回答了我很多问题,针对我的情况教我怎么做配合治疗,帮我减压,让我对治愈更有信心了。"顾先生回忆道。

通过积极救治,顾先生的病情很快好转,而后,顾先生经检测和评估,符合出院标准,予以出院,成为中国国内首个公开报道的、经互联网医疗在线初筛后确诊新冠肺炎并最终治愈出院的案例。

"当时很多人都很惊慌,特别是从武汉回来的人,他们躲在家里,不敢到医院来看病,但心里很是担心。专线开通后,他们就在线上咨询,工作人员会劝导他们,为了自己也为了大家,到医院来检查。"陈院长后来回忆说,"我们在线上做的事情,一是劝他们不要惊慌,二是通过'轻问诊'进行筛查,提供医学指导,三是劝导在疫区的人员不要坐公共交通工具回来。"

3.3　提供在线自测服务

每天两三千人来咨询,次日都至少要做1次随访,专线咨询工作量爆发式增长。在这种情况下,仅仅靠医院互联网医学中心的人员和志愿者一对一回复、随访,十分耗费人力。如何尽快消除群众恐惧、进一步筛选出真正需要咨询的群众呢?医院互联网医学中心的工作人员很快发现了这个值得改进和优化的问题。

2月2日,台州恩泽医疗中心(集团)微信公众号推出一篇《新冠病毒感染在线自测,赶紧花 15 秒去试试》的文章,并被迅速转发,很快阅读量达到"10 万$^+$"。在文章底下的留言中,陈海啸院长的留言被置顶,"值得一测的小程序,有助于大家对比新冠肺炎的主要临床表现,了解自己的现状,并做出有针对性的应对措施。测评结果虽不能直接做诊断,但有提醒和警示的作用,可减少慌乱。祝您好运!"陈院长如此真诚地"打广告",更是给群众在心理上打了一针"强心剂"。

这是一款基于微信小程序的在线自测问卷,群众可以通过网页、微信、App 等渠道进行自我检测,勾选自己相关症状即可。如此,不仅让群众能够对自己的情况有所了解,减少恐慌,而且也减少了很多人工咨询端的工作量,让"新冠肺炎防治专线"能更好地聚焦于真正有需要的群众。

3.4 阶段性成效显著

2020 年 2 月 3 日,国家卫健委出台了《关于加强信息化支撑新型冠状病毒感染的肺炎疫情防控工作的通知》,其中明确指出,要积极组织各级医疗机构借助"互联网＋"开展针对新型冠状病毒感染的肺炎的网上义务咨询、居家医学观察指导等服务,拓展线上医疗服务空间,引导患者有序就医,缓解线下门诊压力。文中指出,要充分发挥互联网医院、互联网诊疗的独特优势,鼓励在线开展部分常见病、慢性病复诊及药品配送服务,降低其他患者线下就诊交叉感染的风险。

显然,台州医院互联网医学中心已经率先一步开展相关工作。整个 2 月份,专线共提供线上图文咨询 3033 例,电话热线 33473 次(如图 2、图 3 所示),线上图文咨询覆盖全国 27 个省市区,湖北的咨询量是仅次于浙江的最大省份。

陈海啸院长表示,网络咨询一对一的沟通和隐私保护机制,给这些游移的个体提供了一种更加柔性的沟通筛查方式。给在以公安民政信息系统为基础的疫情筛查方式外,提供了另一种有效的补充。互联网咨询,可以把筛查的关卡再往前移,必要时从医院直接出动负压 120 救护车,避免路途上所有感染的可能,不仅为群众提供了多对一的线下服务,也为公共卫生安全多上了一份保险。

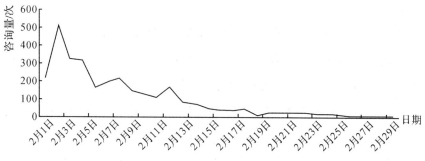

图2 台州医院互联网医学中心2020年2月图文咨询量

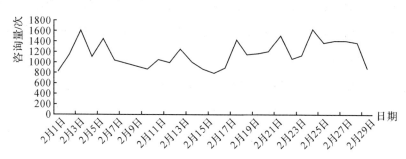

图3 台州医院互联网医学中心2020年2月热线电话咨询量

4 服务延伸

随着抗疫防疫拉锯战的深入,台州恩泽医疗中心(集团)的互联网平台继续发挥着更大的作用:服务从面向台州地区群众扩展到全国,从开展形式多样的医疗咨询和健康教育到打通线上医保支付环节、完善线上复诊和线下药品配送的工作流程,以提升群众疫情期间就医购药的便利性,并通过远程会诊让疑难重症患者及时得到最优的治疗方案。

4.1 线上跨省支援

1月底2月初,经过连日持续监测,工作人员发现从武汉打过来的咨询电话数量明显上升。考虑到武汉疫情严重,医院在市政府的支持下,通过在武汉的台州商会对台州老乡提供支持。

1月26日,医院派出12名医疗骨干随浙江医疗队前往武汉支援。台州医院互联网医学中心建立了与支援队员的联系群,在接到来自武汉的咨询电话后,如有需要,会让他们直接联系寻求在武汉的台州医护人员的帮助。

援鄂医疗队的徐有祖主任回忆,"那时我们医疗队在武汉四院,那里发热门诊人满为患。刚开始,台州医院互联网医学中心让在武汉的台州老乡加我们微信以便咨询,后来人介绍人,已经不仅仅局限于台州老乡,咨询的人越来越多,我们就开通微信群。因为我们在一线很忙,无法及时回复,后来微信群就让台州医院互联网医学中心接管了,由台州医院互联网医学中心通过线上咨询的方式,缓解他们的紧张情绪,指导做好个人防护,有需要的还提供远程随访指导。"

1月29日,医院通过网络媒体平台发表题为《在武汉的台州老乡,你们在哪？政府关心你们、恩泽牵挂你们!》的文章,并在文中呼吁台州老乡通过"新冠肺炎防治专线"与台州恩泽医疗中心取得联系,进行远程咨询。此消息在武汉台州老乡群体中产生了巨大反响,阅读量和转发量迅速破万,互联网医学中心接到来自武汉的咨询量也连连翻倍。

"通过这种方式,不仅为群众提供了心理上和医学上的支持,也传达了党和政府对群众的关心。"因此,陈海啸院长也时不时地亲自参与线上咨询工作。

4.2 强化线上复诊,优化门诊流程

随着新冠肺炎知识的普及,群众恐慌情绪慢慢下降,开始转而咨询其他疾病问题——

"我肠胃不舒服,现在可以来医院做检查吗?"

"家里老人的降压药快吃完了,想要配药,现在怎么办呢?"

随着新冠疫情防控常态化,群众想去医院就诊,但是担心医院患者众多,万一有新冠肺炎患者怎么办?

台州恩泽医疗中心(集团)和别的医院一样,线下遇到了业务量下滑的情况,例如儿科门诊量一直到3月底依旧很低。不过,线上咨询和门诊量则持续上升。

之前因为群众没有在线上复诊配药的习惯,所以台州医院互联网医学中心的线上

复诊功能使用率比较低。疫情期间,为了满足群众线上复诊配药的需求,在医院信息中心的支持下,中心对慢性病患者复诊进行了页面改进、配药送药服务增强、医保支付完善等功能提升。之前出于资金安全等考虑,平台上只开通了部分地区、部分类型、特殊病种的医保支付功能。此次借着疫情之机,医院迅速打通各类医保,让群众在线上各个支付环节都能直接使用医保付费;同时针对慢性病患者,根据政府的新政策,之前只能开具 1 个月的药量,现在疫情期间可以开具 3 个月的药量,极大地方便了群众就医配药。

使用升级后的线上门诊,群众可以直接在线上预约线上门诊;和医生沟通后,医生可以直接开药或开检查单;药品由医院委托快递公司(顺丰和中国邮政)快递到家,至于需要做的检查,群众可以预约自己合适的时间直接前往医院检查,而不再需要到医院挂号后再看诊,从而减少了群众在医院的逗留时间,减少了在疫情期间看病交叉感染的风险。

正因为响应了疫情期间群众就医配药的需求,所以线上门诊数上升。疫情之前,使用送药服务的人极少。而从 2 月 1 日正月初八开始,每天的药品配送增加为十几到四五十单不等,直至 2 月 20 日左右医院门诊逐步开放,配送单数才有所回落。而整个3 月份每天仍都有药品配送的需求,比起之前的"无人问津",已是很大的进步。"像中医科等老年人比较多的门诊科室,反正医保支付打通了,年轻人帮着线上复诊、买药,然后药品配送到家,不用担心老人出行安全,很方便的!"信息中心的曹主任如是说。

4.3 服务于远程多学科会诊

3 月 5 日,一场针对新冠肺炎危重症患者开展的远程多学科会诊,在台州医院和荆门市第一人民医院同步进行,双方专家"面对面"共同探讨某个病人的救治方案。

在湖北荆门,台州市人民政府副秘书长张海星和台州援鄂医疗队队长、恩泽医院副院长郑贞苍,台州市立医院感染科侯巍主任、急诊科李皖生主任,台州市一医院重症医学科柯欣副主任,台州医院重症医学科护士长杨伟英等医疗组和护理组专家参与远程讨论。

在浙江台州,由台州恩泽医疗中心(集团)的党工委书记朱成楚、中心副主任朱坚胜,台州医院副院长金文扬、呼吸与危重症科主任冯加喜、放射科主任季文斌、重症医学科副主任张胜、内分泌科副主任虞朝黎等多位专家组成的高规格多学科会诊团队严阵以待。

上午10点，远程会诊准时开始。会诊团队面前摆着两块大屏幕。一侧屏幕实时传输两地的医护人员影像，另一侧屏幕用于显示患者的基础生命体征、检验结果和影像资料等各种身体状况数据。

这是一位68岁的新冠肺炎危重症患者，入院1个多月后，病情出现了反复。为了综合权威专家的意见，荆门的"台州ICU"决定寻求后方"大本营"的支持。互联网医学中心为此次远程多学科会诊做了充分准备。在研究了该病例的各项数据指标后，结合其既往病史，两地医疗团队经过讨论明确了诊疗方向，并提出了下一阶段的诊疗意见，顺利完成了此次多学科远程会诊。

此病人的后续治疗非常有效。7天后，该病人转出了ICU；4天后，顺利出院。

4.4　直播互动，科普健康知识

疫情期间，人们对健康的关注度直线上升，同时由于实行居家隔离措施后大家都不能出门，各类直播、讲座纷纷上线以满足大家居家学习的需求。台州医院互联网医学中心也计划着重新启动原定于春节开始做的健康知识直播。只不过内容需要紧急修改了。

在湖北抗疫一线，台州医疗队打算开一场特殊的健康知识直播，恰好随队记者小吴就是互联网中心的一员，熟悉直播活动的组织协调工作。3月5日"学雷锋日"，援荆门的台州医疗队，联合荆门市委宣传部、荆门广电等单位，在线上开展了一场"披荆斩棘，浙里有情"的健康主题直播活动。台州医疗队将已经在台州运作成熟的线上直播模式移植到荆门，线上实时互动，来讲解荆门市民关心的防疫焦点问题。三场直播，9名专家及志愿者从下午1点直播到晚上9点，涵盖个人防护、居家饮食和心理调节、常见心血管疾病的应急处理等热门话题。事后统计，此次直播总观看量超过98万人次。

当然"大本营"也不能落后。从3月开始，在台州医院互联网医学中心的组织下，医院各个临床科室的线上直播都纷纷上线。各临床科室选取与本学科相关的常见病症或健康相关内容，用群众能理解的语言讲解医学健康知识，并且把儿童流感、心理健康等内容修改成和疫情相关的群众更为关心的内容。群众可以便捷地通过微信公众号进入直播界面。每个直播视频的播放量均能达到上千甚至上万次。随着直播活动的逐步开展，台州医院互联网医学中心也持续关注直播视频的点击播放数据，深入了解群众关心的话题，以进一步优化健康教育主题。

5 继续前行，扩大影响

截止到 2020 年 3 月底，基于台州医院互联网医学中心的"新冠肺炎防治专线"已服务全国 31 个省区市近 10 万人次。

"互联网技术的高信息密度、及时性、互动性、隐私性等特征对疫情防控有着重大意义。"陈海啸院长就"新冠肺炎防治专线"曾如此总结评价。通过台州医院互联网医学中心平台开通抗疫咨询专线，开展基于本地化的医疗服务，在线上建立了抗击疫情的第二道防线；另外，通过线上免费义诊，对患者进行全流程管理，建立了抗疫服务的闭环。

在此次疫情中，台州恩泽医疗中心的线上抗疫义诊平台首创了中国"互联网＋防疫"的实证案例。"台州经验"成为北京大学教授、国务院医改咨询专家李玲"给武汉市委市政府的七点具体建议"中的首项推荐。文中建议"充分利用本地和外地的互联网医疗、远程会诊中心等资源，开设疫情咨询专线电话和网络平台。用信息流代替人流、物流，能在网络和电话里解决的问题，坚决不要出门。"

5.1 参与标准制定，推动行业发展

2020 年 3 月 15 日，全国第一个传染病疫情线上问诊团体标准——《传染病疫情线上问诊服务规范》由浙江省数字经济学会正式发布。该标准由中国信息通信研究院、杭州求是同创网络科技有限公司、阿里云计算有限公司、台州恩泽医疗中心（集团）及全省各地市医疗机构共 24 家单位联合编制。该标准对线上问诊服务中的术语和定义、服务基本要求、疫情期间服务以及质量监管等方面提出了具体要求，并已在全国团体标准信息平台上全文公开。

团体标准对台州恩泽医疗中心(集团)的工作经验进行了总结，为浙江乃至全国各类线上医疗服务平台开展线上问诊服务提供了经验和规范化标准。该团体标准审评会专家组组长、浙江省医疗卫生信息技术研究发展中心胡顺福认为，该项团体标准的制定，将更好地规范在传染病疫情发生时，如何有序、快捷且高效地开展线上问诊服务，构建第一道抗疫防线。

5.2 抗疫经验"出口"国外

到3月底，中国国内疫情逐步好转，但国外疫情逐步发展，美国、欧洲等国家和地区成了新冠肺炎疫情的重灾区。

意大利安科纳联合大学医院是马尔凯大区最大的一所大学医院，拥有950张住院床位，疫情期间收治了200多例新冠肺炎患者，其中重症病例超过40名。台州恩泽医疗中心(集团)早在2013年9月就与意大利安科纳医院签订了合作协议，截止到2019年年底，共派遣了17批涵盖33个专科的81名医护人员赴意进修，两家医院建立了深厚的友谊。

2020年3月27日下午，台州医院互联网医学中心内，一场夹杂着中、意两种语言的跨洋远程视频会议正在进行。屏幕的两端分别是意大利安科纳联合大学医院和台州恩泽医疗中心(集团)。台州恩泽医疗中心(集团)将在新冠肺炎疫情期间积累的两个多月的救治经验，毫无保留地分享给意方，意方就救治过程中遇到的问题，请教台州恩泽医疗中心(集团)的专家们。在场的台州医院专家耐心地分享和解答，并特别提到了通过互联网建立"新冠肺炎防治专线"这一有效措施。

意大利的多家媒体对此事进行了专题报道。马尔凯大区日报《亚得里亚海邮报》以"中国医生的远程帮助让医院变得更近"为题，对此次远程交流做了大幅报道。马尔凯大区的省会所在地安科纳的官方报纸《今日安科纳》也以"安科纳医院与台州恩泽医疗中心共抗疫情"为题，对此事做了长篇报道。

5.3 延伸思考今后工作方向

随着疫情的阴影慢慢散退，台州恩泽医疗中心(集团)的领导和员工都开始复盘整个抗疫防疫工作,也开始反思台州医院互联网医学中心后续的任务。

经此疫情,医院总结出了多条实战经验,以便日后应对其他突发状况——

(1)快速开通专线咨询,为群众提供免费咨询,在尽量减少群众恐慌的同时,减少对正常医疗活动的过多干扰。

(2)通过推广自测类小程序,让群众主动参与,获取信息,以应对集中暴发的咨询需求,使得人工咨询端的服务更为聚焦。

(3)通过多种方式、多个渠道做好信息公开和宣传教育,最大限度地安抚群众情绪,拉近与群众的心理距离,增强信任感。

(4)对于重点个案要重点关注,保持追踪随访。

另外,如何更加完善线上工作和线下医疗服务之间的整合,使部门之间配合与交接更顺畅,信息交互更多等,也是医院应急管理工作和日常管理工作中需要进一步考虑改进的方面。

通过对线上业务量的统计,信息中心人员发现在疫情中后期,群众对线上门诊的使用依然保持着一定的热情。以前群众早上先去挂号,再去门诊请医生开具检查检验单,等到做检查检验,已经过去至少1小时了。这导致医技科室往往在9点以前十分空闲,9点以后逐渐爆满,人流拥挤。而现在群众逐步学会提前看线上门诊,让医生在线上先开具检查检验项目,后续再到医院就诊时,就可以直接去医技科室做检查检验。这样就可以引导这些群众在9点之前做检查检验,既给患者带来了便利,减少了等待时间,又可缓解人流压力,减轻门诊各科室一早患者拥堵的情况,对于维持门诊就诊秩序、改善就医环境、提高患者满意度均有很好的效果。

除此之外,由于台州恩泽医疗中心(集团)下辖的各个院区间信息互通,通过线上门诊预约,可以将部分患者的医技检查检验项目引导到其他患者量较少的院区(可以同步提供院区间专车接送服务),如此调配医疗资源,既方便患者尽早检查,又可平衡各医疗设备的使用频次。

因此,如何在疫情后,继续维护和培养更多的群众形成线上线下结合的就医新习惯,是互联网医学中心今后努力的一个主要方面。

6 尾声

最近，台州医学互联网医学中心主任谢伯剑一直反复思考着互联网医院的未来。"随着疫情过去，针对疫情的咨询会越来越少，但是群众的线上咨询习惯被大大培养，这对于医院进行数字化转型也是很好的助力和契机。另一方面，这也是挑战，每家医院都可以做互联网平台，但没有了空间阻碍，可能会造成当地患者的流失。所以对于县市级医院来说，还是要靠医疗服务资源整合，为患者提供更周到的全流程服务，提升管理水平，争取在服务和管理上创新。"

就台州恩泽医疗中心来说，谢主任认识到，作为市级公立医院，一方面要继续保持线上线下融合的发展模式，以保持医疗机构的互联网医院模式与互联网公司创立的互联网平台不同；另一方面，单纯做"互联网＋医疗"的涵盖内容太过局限，要突显互联网医院与实体医院的区别，充分发挥互联网的优势，更多地面向群众，做"互联网＋健康"，关注预防和院后随访。比如新上线的"肿瘤防治专线"，就是希望能开展一站式服务，让群众对肿瘤的预防能有更深入的认识，更加关注肿瘤的预防或在肿瘤治疗期间能够保持正确态度，科学配合治疗。

疫情之前，公共卫生服务和医疗服务一直被划分开，在组织联动和沟通上存在很大鸿沟。而在台医模式中，线下公共卫生中心和医院协同合作（台州公共卫生中心设在台州恩泽医疗中心的恩泽医院），线上的互联网医学中心将各类信息集成，及时、准确地传递给各方，包括院内的各个部门和院外的卫生行政部门、疾控中心等机构；同时，互联网医学中心不仅提供线上门诊、复诊配药，也提供健康教育、诊后跟踪服务等。谢主任提出的想法，也正是后疫情时期医疗卫生领域的领导和专家们反复研讨的问题——如何把医疗和公共卫生有效地联动起来？

谢主任相信，通过进一步的努力，台州恩泽医疗中心（集团）一定可以利用互联网技术，在创新医疗服务和创新公共卫生服务方面做出新模式。

附录:台州恩泽医疗中心(集团)介绍

台州恩泽医疗中心(集团)是一家集医疗、健康、科研、教学、预防为一体的区域综合性公立医疗集团。其前身是成立于1901年的恩泽医局,经过100多年的发展,现有浙江省台州医院、路桥医院、恩泽医院三家综合性医院,一家恩泽妇产专科医院。截至2018年年底,中心拥有员工6800余人,开放床位3306张,是温州医科大学附属医院、浙江大学医学院教学医院、南京大学医学院教学医院、美国芝加哥医学院和瑞典卡罗琳斯卡医学院的友好医院。

中心拥有8个省级医学重点学科(含共建学科),14个浙江省区域专病中心,23个台州市医学重点学科;拥有先进的医疗设备、高标准的生物资源中心和医学健康研究院。近几年平均年门诊量423.76万人次,出院16.22万人次,是浙江省示范文明医院和省级文明单位,全国医院文化建设先进单位,全国模范职工之家,浙江省模范集体,设有国家级博士后科研工作站、浙江省院士专家工作站,先后四次被授予"全国卫生计生系统先进集体"荣誉称号。中心下属台州医院在2013年被授予"台州市政府质量奖",并获全球产品安全事业领导者UL授予的"中国首家精益实践医院"称号。2018年,中心荣膺"2018年度群众满意的医疗机构"称号。2019年台州医院获"全国质量奖",成为全国首家获此殊荣的医疗机构。

下属的浙江省台州医院位于浙江省台州市,是一家集医疗、科研、教学、预防为一体的三级甲等综合性医院,现为台州恩泽医疗中心(集团)总部所在地和龙头医院。路桥医院从2016年起按照三级综合性医院规模、三级康复医院标准,转型为一家集"医、康、养"三位一体的全新复合型三级康复医院,目前已成为台州市内最大、功能最齐全的康复治疗中心。恩泽医院是一家按照卫生部三级甲等综合性医院标准建设,集医疗、科研、预防、教育、康复为一体的现代化区域性医疗中心。

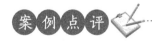

案 例 点 评

面对突如其来的新冠疫情,台州恩泽医疗中心之所以能够打出一套创新应对组合拳,取得显著成效,主要得益于以下几个方面。

1.管理基础扎实,员工创新意识强,保障了医院的快速反应能力反应快是台州恩泽医疗中心（集团）抗疫最大的特点，1月21日提出设想，次日中午开通"新冠肺炎防治专线"，第三天形成功能完备的互联网抗疫平台。这快速反应的背后，是医院10多年来坚持修炼管理内功，形成了强大的资源调配和协调能力，不仅仅是院内人力和物力调配，还包括与政府、医保局、供应商等外部组织的协调合作能力，而且员工的创新意识、主观能动性、纪律性，以及医务人员的奉献精神和高尚品德均在这一过程中展现得淋漓尽致。

台州恩泽医疗中心（集团）推行精益管理，持续管理改进10多年，成绩显著，获得了我国医疗行业首个"全国质量奖"。台州恩泽医疗中心（集团）以平时扎实训练的基本功和良好的创新意识为基础，取得"互联网＋抗疫"领域多项第一也就不足为奇了。

2."线上和线下""抗疫＋医疗服务"紧密结合

在疫情期间，互联网医学中心的线上咨询问诊，与线下的医疗机构及公共卫生部门形成了良好的联动机制，信息沟通充分，为高度疑似患者提供全程的闭环服务。另外，在线上医疗服务方面，面对突如其来的药品配送和线上医保支付的需求，互联网中心快速反应，和院内外相关部门及组织紧急沟通，打通医保线上支付环节，加强线上门诊、药品线下配送环节。

相比于医疗互联网服务公司，医疗机构在线下医疗服务资源提供上具有很强的优势。而线上和线下联动模式的建立，也不是每家医院都可以建得快、建得好的，需要在平时工作中就做好一定准备。

3.线上抗疫与线上常规医疗有机结合

及时抓住疫情带来的用户就医习惯改变的契机，顺势而为，将适合线上开展的常规医疗项目及时上线推广，巩固消费者网上就医习惯，进一步扩大医院"互联网＋"转型成果。服务从面向台州地区群众扩展到全国，从开展形式多样的医疗咨询和健康教育，到打通线上各个医保支付环节、完善线上复诊和线下药品配送的工作流程，以提升群众疫情期间就医购药的便利性，并通过远程会诊让疑难重症患者及时得到最优的治疗方案等，一些平时在线上推行成效不显著的常规医疗服务项目，都趁机开展了起来。

4.利用互联网平台，探索公共卫生服务和医疗服务联动模式

在此次疫情中，公共卫生和临床医疗的交互需求被再次重点提出。台医

模式提出了一个很好的思路和初步实践,使公共卫生和临床医疗有机结合,资源共享,疫情时弥补公共卫生资源不足,平常也将公共卫生服务与医疗服务结合起来。以互联网平台为载体,从"以治疗为中心"逐步向"以健康为中心"转变,围绕"预防、治疗、康复",建立院前、院中、院后一条龙的健康服务链。台州恩泽医疗中心(集团)将自身定位于服务当地群众,辐射周边地区,同时集团内部也有公共卫生、全科、专科、康复服务机构,所以除了在医疗技术上不断精进外,医院可以更加关注群众在疾病预防、健康知识等方面的需求,通过互联网平台,将常见疾病的预防、慢性疾病的管理、康复保健、日常生活健康管理等健康宣教内容和服务搬到线上,与线下的检查、就诊、治疗相结合,为群众提供院前、院中、院后的全流程服务和一个随时可以咨询的医疗健康服务平台。

医药行业篇

奥默医药:漫漫新药研发路①

摘　要:本案例描述了杭州奥默医药股份有限公司(简称奥默医药)创始人漆又毛学生时代在中国科学院上海有机化学研究所攻读有机合成化学专业,取得博士学位后,赴美留学与工作,后放弃美国优渥条件,回到祖国,以"明日之药,康泽生命"为宗旨,创立奥默医药,与志同道合者一起走上新药研发的创业历程。在新药研发过程中,创始团队一度遭遇资金、人才、政策、环境等方面的困难。在漆又毛坚忍不拔的领导下,创始团队克服了一个又一个困难,最终使奥默医药走上正轨,并即将迎来首个重磅原创新药的诞生。

关键词:创新;新药研发

1　东风前的万事俱备

1.1　梦的种子

"我爷爷漆璜曾经留学国外,攻读法律专业,学成后他便回国参与国家的法律体系建设。同时他高标准、严要求地培养我的父亲漆竹生,将他送去法国留学,而我父亲也争气地考上了巴黎第六大学,根据个人兴趣,他选择了化学专业,并凭借优异的成绩进

①　本案例由浙江大学健康产业创新研究中心兼职助理研究员、浙江大学医疗健康产业 MBA2018 级学员俞亮辉执笔撰写。

入了居里夫人实验室。就在他激情四溢地探索化学世界的秘密时，接到爷爷一纸喝令，要求他学习欧陆体系的法律，回国后与自己一起建设和完善中国的法律体系。背负着家国使命的他，只好告别了化学，转攻法律，在获得巴黎大学法学博士学位后，他回到了国内，与爷爷一起参加国家建设。"

"随后就到了我这一辈"，漆又毛放下杯子，望着墙上的旧照片缓缓说道，"我是 20 世纪 50 年代出生的，70 年初中还没毕业便随着知识青年上山下乡的浪潮下乡了。我参与过井冈山铁路建设，当了两年桥涵连的副排长，后来又到江西乐平煤矿当了三年井下煤炭运输队队长。由于吃苦耐劳，积极上进，被推荐进入江西赣南师范专科学校（现赣南师范大学）学习。当时，没有选择专业这一说，专业由学校随机分配，就在我惴惴不安，不知会被分配到什么专业时，学校通知我去化学专业，当我把消息告诉父亲时，父亲眼睛都亮了，'想不到我学而不得的化学心愿，竟由儿子来完成，化学，就它了！'"说到这，漆又毛的眼睛也亮了起来，他和化学，他和制药的故事，正式开始起航。

1978 年，漆又毛自江西赣南师范专科学校化学专业毕业后，进入江西大学（现南昌大学）化学系分析化学教研组担任实验教员。漆又毛对化学各细分学科充满了兴致，他一边教学，一边继续学习。由于当时的教学资料匮乏，他很快便将学校图书馆的化学相关书籍翻阅完了。那时，饥渴的他内心隐隐有些冲动，琢磨着去更高学府的图书馆转转。这时发生的一件事，更坚定了他继续深造的心。在一次课后作业的阅卷中，他发现有一道题的答案经计算后与参考答案不符，他便按自己计算的答案评分，而这与别的老师的评分标准有了出入，于是学生之间产生了争议，最后，该题提交至教学主任处，经主任计算，最终判定漆又毛的答案是正确的。很快，这件小事便过去了，可在漆又毛的心里却掀起了波澜，他惊讶于教材的参考答案竟然也会有错。极具严谨理科思维的他决定，要去更高学府学习，将自己的学科基础进一步夯实。于是，在 1980 年，漆又毛考上了中国科学院上海有机化学研究所（简称有机所），成为有机合成化学专业的研究生，开启了他的深造之路。

入学时，凭借出色的成绩，漆又毛师从袁承业教授。袁承业教授，中国科学院院士，中国科学院上海有机化学研究所研究员。作为新中国第一批自行培养的药物合成科学家，袁教授一直向学生灌输一个思想：要掌握核心技术，做中国自己的东西。从那时起，漆又毛心里就埋下了种子，将来要研发属于中国的原创新药。

师从名师，光环等身的同时，漆又毛也遇到了困难。袁教授对学生的要求很高，并且要求学生着重提高自己的自学能力，导师只在关键点上予以指导。刚入学的漆又毛,面对导师布置的课题和偌大的实验室,不知从何处着手。但虚心好学的他很快找到了切入点,不仅积极向有机所具有不同领域背景的研究员和掌握不同技能的实验员学习,而且频繁出入有机所和中国科学院上海分院的图书馆,从各类专著以及中外科学杂志中搜寻大量的相关资料。在课题研究过程中,他通过系统的梳理和分类,挖掘科学规律,并反复分析思考,设计目标化合物的化学结构,探寻各种有效的合成方法,再通过一系列实验,最终顺利完成课题。当袁教授指导学生课题时,发现这个新生居然做得还不错,在给予表扬和简单指导后,又布置了新课题。于是新一轮的自我磨炼又起航了。正是在这样周而复始的"野地求生"的放养式训练下,学生们要么由于不适应而被淘汰出局,要么就能得到难能可贵的成长机会,当年有机所硕升博的研究生淘汰率高达 50%。正是在这样的科研环境中,培养、锻炼了漆又毛极强的学习和研发能力,并形成了自己特有的一套研发战略思维和实验技能。

在中国科学院上海有机化学研究所攻读完硕士学位后,因为对新型化合物设计合成产生了浓厚兴趣,漆又毛选择留在有机所攻读博士学位,继续合成研究工作。就读期间,漆又毛完成了近 200 个新化合物的设计和合成,涉及多种治疗领域的候选药物。在他完成博士学位论文即将毕业,思考就业方向时,一个机会摆在了他的面前。1987年,美国弗吉尼亚大学与中国科学院上海有机化学研究所合作,欲招一名中国博士联合培养,美方找到了袁承业教授,让其推荐一名有潜力的博士。袁承业教授了解自己学生的才华,自然而然地,他就推荐了漆又毛赴美,进入全球一流大学学习深造。漆又毛面对这样的好机会,顺理成章地答应前往。

1.2 梦的起航

1987 年,漆又毛来到美国弗吉尼亚大学攻读博士学位,他师从美国默克公司的技术副总裁沈宗赢教授。沈宗赢教授当时担任华人在美国医药公司最高级别的职位。作为沈宗赢教授的第一位弟子,沈教授毫无保留地将美国医药研发的系统、流程、方法一并教予漆又毛,同时也将美国医药的研发理念与价值观传递给漆又毛,"药物是人类战胜疾病和追求健康的一种手段,要研发对人类有用的药,而不限于几篇论文、几项专利",这些理念也更坚定了他研发新药的信念。

1989 年,漆又毛经沈教授推荐赴位于加州硅谷的美国基因实验室工作,期间,他主攻抗乙肝病毒、艾滋病病毒的药物研发工作,课题涵盖小分子药物合成和大分子药物制备,如提炼天花粉蛋白分子,切割其中抑制艾滋病毒的有效寡肽成分进行活性筛选,以此作为先导化合物进行药物设计与合成,在完成系统的研究工作并获得相关专利后,漆又毛因贡献突出被授予终身员工待遇,并获得了申请绿卡的资格。1992年,项目进入动物实验、临床性研究等后续流程,早期工作便告一段落。就在他期待新的项目时,实验室却迟迟未有新的立项,于是研发热情高涨的漆又毛决定离开基因实验室,选择了由台湾报业大王王惕悟投资的新药研发新公司——美国法玛津制药有限公司(简称法玛津)。在那里,漆又毛通过对中草药雷公藤(又名断肠草)的活性单体进行设计和修饰,成功达成降低10倍毒性、提升10倍活性的研究目标。斯坦福大学药理专家在机制研究中发现漆又毛发明的化合物(PG490－88)的免疫和抗肿瘤作用是一种新的作用机制,是一项意义重大的发明。同时法玛津也将该化合物推向了临床研究。然而即使像漆又毛这样的华人科学家在原创新药领域有卓著的贡献,但在美国,在漆又毛的身边还是经常会听到一些刺耳的声音:中国的药都是仿制的,中国人不会创新。

20世纪90年代,中国99%的化学药品都是仿制药,很多企业的产品是低水平的仿制药。身在美国的漆又毛感受到周边对中国制药的嘲讽与恶意,虽然心里很难受,但又无可辩驳。就在他苦闷无报国良机时,命运向他抛来了橄榄枝。当时国内某知名药企需要一名专业技能顶尖且具有国际视野的技术专家作为总工程师,并经过多方打听,找到了漆又毛的家人。漆又毛接到邀请,并明确了该职位是能独立主持药物研究工作,具有产品立项权,他未多思量,就毅然辞去美国的工作,期待着能在中国做原创新药,能为缩短中美差距,提升我国医药工业的水平尽自己的一份力。

1.3　梦的挫折

1997年,来到国内某知名药企担任总工程师的漆又毛,首先从改进车间工艺与流程着手,将他从美国制药企业学到的经验用于国内药企的生产体系,明显地降低了产品生产成本,提高了企业效率。同时在产品研发上也根据公司发展的需要,在公司深耕的消化道、呼吸道、神经、抗肿瘤等领域布局了更新一代的仿制药品种,每年开发七八个新品种。

两年后企业的车间工艺流程等已步入正轨,同时研究所团队的研制能力也有了很大提升,漆又毛腾出手来,带领部分研究所的同事开展新药的研发工作。当有了初步的成果,向公司领导申请更大投入时,决策层出现了分歧,最终结果只能是再"研究研究"。漆又毛一边陈述新药项目的阶段性成果,描绘新药未来的前景,游说决策层领导,一边用手头有限的资源推动着项目的进展。

不久转机出现了,1999 年,时值新千年之际,科学技术发展日新月异,科技在推动经济发展中的作用越来越大,国家有关部门设立了一项金额达 2000 万元的新药研发基金,支持推动国内原创新药的发展。这么大的项目交由谁来担纲? 当时漆又毛所在的企业是国内制药行业的领先企业,漆又毛又是业内的权威和具有国际知名度的技术带头人,于是有关部门就找到了企业,找到了漆又毛。面对这么好的机会,漆又毛非常高兴,心想做新药的机会来了。但是,接受基金就意味着承担责任,面对如此巨大的资金,企业的决策层犹豫了,毕竟新药的研发存在很大的不确定性,风险很高,这样形式的国家资金直接投入,当时国内尚无先例,万一失败了,谁来承担责任?

当时国内还存在缺医少药的情况,即使经济较为发达的沿海地区,面对高价的进口药,很多百姓也负担不起,至于内陆地区,很多基本药物都无法得到保障。因此研发新药,打破进口药的垄断,同时扩大生产,生产更多的药品,是企业应该集中资金和经验解决的问题,而新药的研发要占用大量的资金与时间,还需要面对巨大的不确定风险,一旦失败,如何面对国家和人民? 因此重仿制轻新药,是当时业界的常态。鉴于巨大的责任与特殊的国情,药企的决策层就是否接受该项国家资金支持事宜进行了反复的考量与磋商,终难以定夺,渐渐陷入僵局。

2 西行路的九重劫关

2.1 白手起家

漆又毛意识到在当时的国有体制下要做原创新药是一个很艰难的梦想,但他从政府部门的政策变化中看到了希望,漆又毛再也按捺不住了,他决心离开国有体制,去开创一条属于自己的创新之路。

当时在杭州制药总工程师圈，漆又毛是年轻一代的总工程师之一，专业能力获得了行业圈内的一致认同，大家都认为他的前途一片光明。在那个创业还不流行的年代，离开国企独立创业，不仅意味着失去了稳定的收入和发展前景，更意味着自行承担风险，还很有可能一败涂地。所以漆又毛离职的消息一出，业内一片哗然。与漆又毛交好的亲朋好友，纷纷上门相劝，让他再考虑考虑，不要一时冲动，自毁前途。另一方面，闻讯后的招募者也纷至沓来，向他抛出橄榄枝，并允诺其做新药的一定权限。

面对各种声音，考虑再三，漆又毛还是决定选择自主创业。但是如何组建新药研发团队？当时有较强药物研制能力的研究员大都在大型国企任职，要他们抛下稳定安逸的工作，出来创业，谈何容易！简单了解了周边人的意愿后，漆又毛陷入了沉思，如何寻找创业伙伴？让那些资深的工程师们去冒风险的可能性不大。他想到了杭州总工程师圈新来的最年轻的，时任杭州利民药厂总工程师、研究所所长揭清。面对漆又毛的邀请，揭清有点震惊和意外。但听完漆又毛的创新理念和对原创新药前景的描绘，她动心了，她说："能做原创新药，解决临床无法解决的难题，是我们做药人一辈子的追求！"于是她跟随漆又毛的脚步，辞去了总工程师的工作，之后，他们又招募了一些年轻的、对研发新药有热情的研究人员，于是杭州奥默医药技术有限公司于 2000 年 10 月 25 日正式成立了。

2.2　中间体谋生

没有人能随随便便获得成功，奥默医药亦如此。2000 年，新成立的奥默医药的首要大事便是争取政府的新药研发基金支持项目。但现实很快给了当头一棒，当时的政府基金一般是定向给国有企业的，民营企业申请难度较大。幸好漆又毛是海归博士，政府提供了免费的办公场地，并给予 3 万元的种子基金。但这离新药的研发预算相差得实在太远了，怎么办？

创业不易，尤其是需要持续资金投入的医药研发。成立之初的奥默医药急需第一桶金来组建团队、购买设备、维持运营。面对生存问题，漆又毛决定先存活下来，通过自我造血来推进研发工作。当时市场处于缺医少药的过渡期，有大量的大中小企业从事着药品生产，但在生产急剧扩张的时代，市场上也不乏存在着一些粗制滥造、质量得不到保障的药品，尤其在中间体、原料药市场，更是鱼目混珠。鉴于市场现状，经过再三权衡,奥默医药选择了最有专业优势的医药中间体作为切入口,漆又毛拿出 9 万美元,揭清也拿出了家里所有的积蓄,租厂房、招工人、做生产、卖产品。同时招技术人员,做小试,做筛选,做新药,实行以短养长,以中间体生产养原创新药的策略。奥默医药凭借着精湛的技术和制造工艺,很快便生产出优质的中间体替代进口。在获得市场肯定与好评后,奥默医药生产的中间体,凭借质优价廉的优势,迅速打开市场,销往全国,很快便占领了该领域 60% 的市场,公司亦获得了丰厚的利润。

2.3 变局转型,新药立项

经过三年的中间体制造和销售,奥默医药积攒了一些资本,于是将部分资金投入到新药的研发上,获得了一些可喜的成果,同时也争取到了政府的新药基金 200 万元的支持,但到项目落地时,需要地方 1∶1 配套支持,首批拨款到位了,后续配套经费却迟迟无法到位,需要企业自身进行资金输血。同时随着政策的调整,企业环保、安全合规性管理的监管压力越来越大,需要把中间体的大量利润投入到车间设备以及规范化改造上。由此,奥默医药迎来了第二次抉择:将利润投入到扩大中间体的生产还是投入到新药的研发上?漆又毛与创始团队反复讨论,如果为了挣钱,不用考虑,肯定是投中间体生产,如果继续投新药,那么后续资金从哪里来?大家回顾了一起出来创业的梦想,还是坚定地选择继续砥砺前行。但是问题来了,新药研发需要资金,随着研发的深入,中间体的利润都无法持续支撑研发,如何解决资金问题又成了公司发展的瓶颈。

这时正好有业内的朋友需要做仿制药的开发,奥默医药有合成、工艺、质量研究等平台,有专业的技术人员,可以一边帮助合作企业做仿制药的产品开发,为公司造血,一边继续进行新药的研究,一举两得。于是,经过一番讨论决策,奥默医药确定了自己的战略路线:以自主知识产权研发原创新药为核心,根据自身技术优势与经营需要,开展仿制药及相关产品的合同开发。

确定了战略路线后,2004 年,奥默医药正式转型,其造血方式转变为:开展仿制药CRO(contract research organization,合同研究组织)技术服务,承接医药企业产品开发业务。由于漆又毛在业内的专业口碑,奥默医药每年都能接到不少仿制药甚至是新药的研发合同,同时将对外技术服务取得的利润除去支付团队运营费用外,都投入到创新药的研究中。新药项目 Aom0498 就是在这一年立项的。当时奥默医药正承接一些麻醉药和肌松药的仿制项目,在研究过程中,漆又毛发现当时市场上没有特异性的肌松拮抗剂作为麻醉过程的安全保障。而未来手术逐年增多,麻醉药和肌松药市场逐年增长,如有特异性的肌松拮抗剂能够解除肌松残余,保证手术的麻醉肌松安全,那项目的市场应该是很有前景的。经团队反复调研评估,并向业内营销团队以及临床医生求证:市场尚无特异性肌松拮抗剂,欧加农(Organon)公司正在研发的 Bridion 尚在 Ⅱ 期临床试验中,如奥默医药能研发出一款特异性的肌松拮抗剂,那市场潜力是巨大的。于是,靶向性肌松拮抗剂 Aom0498 在奥默医药正式立项。

2.4　开拓保健品市场以保障新药研发

历经两年的发展,奥默医药在承接 CRO 服务期间,又有几个新项目接连立项,同时由于新药研发随着研发周期的推进,所需资金越来越多(详见附录:新药研发流程),此时仅依靠 CRO 服务的利润支撑是远远不够的。于是,漆又毛决定把原来正在开发的一个保肝药开发成周期较短、产出相对较快的保健产品,通过保健产品上市销售的利润来支撑部分研发所需的现金流。

于是奥默医药的独家专利产品——奥默牌蓝氧片正式上市。作为一款具有提高缺氧耐受力、对化学性肝损伤有辅助保护功能的保健产品,虽然功效及其显著,但是由于团队缺乏销售经验,无法一下子打开市场,只能靠体验、靠口碑慢慢渗透市场。

直到 2010 年,四川玉树地震,奥默医药捐赠了价值 100 万元的"奥默牌蓝氧片",蓝氧片因其能提高缺氧耐受力,有效缓解高原反应,并且起效又快又好、无副作用,为救援官兵克服高原反应、精神饱满地投入救灾任务,提供了有力保障。于是,奥默牌蓝氧片一下子便树立了口碑,打开了市场。随后,奥默医药还在马拉松比赛时,为参赛者提供奥默牌蓝氧片帮助减少肌肉中的乳酸堆积,缓解疲劳;为考研学子们提供蓝氧片,提高学习效率与临场发挥,等等。通过一系列公益活动,奥默牌蓝氧片的功效慢慢获得了社会及公众的认可,销量和利润逐年增长。

2.5　解决人才问题

在资金问题解决后,奥默医药全面投入新药研发工作。这时人才扩招、团队建设工作就显得特别重要。为了避免项目失败后人才流失以及目成功后外界高薪挖人等现象给团队带来的不稳定因素,奥默医药在扩招队伍时,秉持了一个理念:招募对新药研发有浓厚兴趣的人才。尤其是技术岗位更要热爱新药研发事业,能面临一次次的失败初心不变,冷静地找到解决方案;能在每一个成果面前不骄傲,牢记自己的使命担当。只有这样,人才才会留在团队里,不论项目成功或失败,继续投入下一项新药的研发工作。正是贯彻了这样的人才方针,几年下来,奥默医药虽有少许人才流动,但整体而言,研发团队非常稳定,并不断壮大。

当然,身处创业早期,奥默医药对优秀人才的吸引和储备仍有不足,为了攻克某些难点、关键点,奥默医药选择合作共赢,与国内外一流的研究机构和高校合作,借助外部的研发力量,分摊部分药理的研究工作。虽然,研究机构和高校面对众多药企的合作邀请,合作门槛较高,但由于奥默医药坚持原创新药,且研发方向比较前沿,因而受到了研究机构和高校的普遍认同,愿意与之携手攻关。最终,奥默医药获得了研究突破,对方也通过合作提升了其研究平台的价值和领域内的地位,实现了双赢。通过借势借力,奥默医药突破了人才的瓶颈,得以用较小的成本推动新药研发工作的顺利进行。

2.6 抵制外界诱惑坚持新药研发

公司在自主创新和自主研发的同时也面临不少诱惑。看到自己转让或开发的药品在市场上获得极大成功,部分人心生向往。同时,看到很多不如自己的企业、产品凭借市场销售能力,业绩蒸蒸日上,规模不断扩张,不少人开始向往其商业上的成功。于是公司内部有人提议,组建自己的营销队伍,销售自己研发的仿制药品。

经过几轮商讨,创始团队最终决定,在资源有限的情况下坚持既定策略,以研发新药为核心,暂不考虑自建营销队伍销售仿制药。漆又毛说研发是一件很纯粹的事,需要时间、精力的不断投入,公司在未研发出自己的新药之前便开始营销,一定会分散公司的精力,至少会分散自己的经营精力,自己的精力需要全部投在新药上。揭清也觉得,销售有太多人能做,而创新又有多少人能做呢?原创新药对一个国家、一个民族而言意义非凡,也正是公司研发新药的发展方向吸引了很多人加入奥默医药。所以,在现有情况下集中精力,专心新药研发,才是通往梦想的方向,也才是打开梦想的金钥匙。

此后，也有人找到漆又毛，建议他将奥默医药周围的土地以研发的名义低价买下来，囤地做房地产。在那个地产暴利的年代，这不失为一个让人心动的建议。但是，漆又毛毫不犹豫地拒绝了，在他看来，研发新药是需要现金流支持的，倘若现金被占用去囤地建房，那么现金流会遇到挑战，一旦有所波折，研发团队会面临人心不稳、人才流失的风险，多年心血就会付之一炬，因此，他宁可选择拒绝，放弃那些短平快的致富途径。于他而言，只要研发出自己的明日之药，新药价值远超房地产，同时其对社会的意义更是无法估量的。

2.7 争取"重大新药创制"科技重大专项支持

从2014年起，中国医药行业迎来了临床数据核查风暴。新药审批监管趋严，奥默医药的重磅产品肌松拮抗剂会不会受此影响而延缓审批时间，成为所有人的心头大石。

这时，漆又毛站出来，告诉大家，我们的产品是实打实的原创新药，新颖的药理机制、严格的研发流程，一定能获得国家药品监督管理局的认可。就这样，漆又毛给大家注射了一剂强心剂。"十二五""重大新药创制"科技重大专项课题指南一出，他就带领团队积极备战申报。Aom0498项目从初审的800多个项目中脱颖而出，之后在120个项目复审中又以前12的排名一举获得"重大新药创制"科技重大专项支持。

奥默医药借着政策东风，再接再厉，2016年提前超额完成"十二五""重大新药创制"科技重大专项的成绩，受到了"十三五""重大新药创制"科技重大专项的滚动支持，同时公司原创新药项目不断受到各级政府的关注和支持，如"国家中小企业创新基金""浙江省重大科技计划""浙江省重点科技计划"等，奥默医药的创新之路进入了良性循环。

3 春风下的盛放与荆棘

3.1 梦想结果

2016年以来,国家频频出台政策,通过"两票制""总额预付制""4＋7集中招标采购"等政策抑制仿制药的野蛮生长,同时积极鼓励原创新药、首仿药。正是凭借国家政策的东风,奥默医药渐次发力,跑出"加速度"。

在推进仿制药一致性评价政策中,凭借多年的药物研发经验以及国内知名专家和海外留学高层次人才组成的强大的创新研发团队,以及院士工作站、浙江省药物一致性评价研究中心、升级药物研发中心等多个创新研发平台的优势,奥默医药专门成立了仿制药一致性评价研发与注册申报团队,为国内大量知名上市药企开展药物一致性研究等定制开发业务,承接并完成了数十项一致性评价项目。多年来,奥默医药凭借技术水平优势、实践经验丰富、专业敬业的技术团队,与企业及高校合作,完成NMPA注册和企业合作项目100多个,同时自主研发的1类原创新药靶向肌松拮抗剂也已完成了原料和制剂的临床申报,取得中国NMPA(国家药品监督管理局)颁发的Ⅰ—Ⅲ期临床批件,完成中国Ⅰ期临床试验,并即将完成Ⅱ期临床试验,计划在2022年申请生产上市销售,公司将实现首个全球新药的产业化。不仅如此,奥默医药还储备了十几个新药项目,并重点推进了具有自主知识产权的"全球新"抗血栓、静脉麻醉ICU镇静、抗肿瘤等领域的重磅原创新药。

3.2 新的挑战

2013年,总经理揭清代表奥默医药参加一场资本相亲会,本来只是想提高奥默牌蓝氧片的曝光率。未曾想揭清的分享报告居然引起共鸣,很多投行被奥默医药的创新药梦想所吸引,纷纷找到漆又毛,想了解更多奥默医药的创新进展。在了解奥默医药的创新药项目后,许多投行纷纷表示希望能投资奥默医药。面对资本的热情,漆又毛告诉投资方,新药研发是一个需要长期投资的项目,不一定能带来短平快的收益,并且具有很高风险。他很清楚,如果没有对原创新药的深入了解,没有支持民族创新的情怀,一旦遇到挫折,投资方是很难坚持的,通过反复交流和沟通,奥默医药最终仅选择了与一家合适的资本合作。

经过多年孵化和资本的助力,奥默医药的原创新药即将迎来井喷,自主研发的药品纷纷进入了临床试验阶段,由此临床试验所需资金投入也极速增加,尤其是靶向肌松拮抗剂 Aom0498 进入Ⅲ期临床试验后,临床试验所需样本扩增,支出将呈几何级增长,奥默医药依靠 CRO 与蓝氧片带来的利润与现金收入将无法支撑现金流出,奥默医药需要新的资金来源。

2019 年,国家设立科创板,鼓励社会资本为创新企业输血,注入活力。奥默医药也在积极筹备申报科创板,同时也开始主动联系资本、筛选资本,希望利用资本的力量加速研发申报进程。当被问及,如今拥抱资本,是否还担心资本的力量会影响公司的经营与发展时,漆又毛表示:拥抱资本的时点很重要,对于现在的奥默医药来说,团队多年的技术储备和研发积累,能持续不断地推出原创新药产品,满足临床需求,实现社会价值,同时也可以满足投资方对回报率的要求。现在国家的政策环境对原创新药的发展非常有利,香港交易所 18A 新规和科创板企业上市标准第五条给未盈利的生物医药企业打开了融资的大门,资本退出渠道畅通了。同时,在奥默医药的新药管线中,不仅有一个市场潜力巨大的靶向肌松拮抗剂,还储备了十几项新药候选产品,尤其是涉及抗血栓、静脉麻醉 ICU 镇静、抗肿瘤等重点领域的国家 1 类新药,即将进入正式临床前研究和临床研究阶段,市场前景乐观。

正是凭借奥默医药优秀的研发团队与多年积累的产品管线,漆又毛有底气,相信能借助资本的力量,加速新药研发的进程,让更多的新药早日进入市场,让患者受益,早日实现"明日之药,康泽生命"的梦想。

4 尾声

漆又毛合上杯盖,笑着说道:"这就是我一路走来的故事,说不上大起大伏、大风大浪,整个团队都很简单,就是做学问,做研究,就是一群学术背景各异的专家聚集在一起,形成研究团队,始终怀抱着'明日之药,康泽生命'的初心梦想以及让中国的原创新药走向世界的朴实目标,心无旁骛,咬牙坚持,跌跌撞撞地走到今天。"

参访结束的我们走出奥默医药办公室,回荡在脑海中的就是四个字:初心依旧。当今社会,我们一直在盛赞"不忘初心"。企业真正的初心往往存在于那些埋头创新的创始人身上,中国需要有企业家精神的科学家,也需要有科学家精神的企业家。只有当社会能够培育出更多具有科学家精神的企业家时,才能真正实现科技强国战略。现今,虽然社会的创新环境改善不少,但仍有不少难关拦在企业家面前。尤其对于科学家而言,创业之路更为艰辛。面对资本的入局,虽然漆又毛信心满满,相信能驾驭资本的力量促进企业发展,然而纵观国内外,因资本失控导致项目失败的案例不胜枚举,对于醉心原创新药研发的奥默医药人来说,是否真能如愿驾驭躁动的资本?一直以技术为主业的奥默医药,销售经验仅限于奥默牌蓝氧片的保健品市场,如今医药销售市场正面临着新一轮的变革,随着带量采购、"一票制"等政策的实施,成熟药企都面临着巨大的挑战,对于即将进入Ⅲ期临床试验的重磅产品肌松拮抗剂,奥默医药是否做好了营销的充分准备?是自建营销队伍还是招商代理销售?同时又如何做好产品推广,避免叫好不叫座的现象?这些都是横亘在奥默医药面前的未来挑战。相信奥默医药人在漆又毛的带领下,能克服各种困难,实现多年的新药之梦。

附录:新药研发流程

原创新药研发一般分为三步。

首先,在明确需解决的临床问题后,确定药物的靶标,根据靶标空间结构,设计合成先导化合物,筛选出满足成药性要求的化合物。

接着,进入临床前研究,对原料药和制剂进行工艺研究和质量研究,对药物疗效、药物代谢、药物安全性以及作用机理进行研究。

最后,进行临床研究。包括:Ⅰ期临床试验,面向健康志愿者,研究新药安全耐受性和药物在人体的吸收、分布、代谢和排泄情况;Ⅱ期临床试验,面向患者志愿者,初步评价药物对目标适应证患者的治疗作用和安全性;Ⅲ期临床试验,面向更大范围患者志愿者,进一步评价药物对目标适应证患者的治疗作用和安全性,评价收益与风险关系;Ⅳ期临床试验,获批上市后,考察药物在广泛使用条件下的疗效和不良反应。

从立项调研到化合物设计筛选，从临床前到临床，从Ⅰ期到Ⅲ期临床试验，任何一个环节出问题，都将功亏一篑。因而新药研发不仅周期长、风险大，更需巨量且持续性的资金投入。

案 例 点 评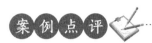

奥默医药创始人漆又毛带领他的新药研发团队，励精图治20年，才迎来第一只原创新药成功的曙光。他们能走到今天这一步，最主要是在新药研发过程做到了三个坚持。

1. 不忘初心，牢记使命

原创新药的研发周期之长、投入之大、困难之多，让很多药厂望而却步。像漆又毛这样的专业研发团队，对新药研发的艰巨性已经有足够的心理准备，但也足足用了20年时间。如果没有对新药的情怀，没有初心的坚守，是很难见到一只原创新药的成功落地的。

2. 战略明确，战术灵活

漆又毛咬住原创新药目标不放松，在任何情况下都不放弃研发新药的战略目标，但在具体战术上则灵活开展。"见水架桥，遇山开路"，千方百计排除新药研发中的各种困难和障碍。为了给研发新药提供资金，中间漆又毛开发过短平快的医药中间体，开发过保健品，也承接过别的公司的仿制药CRO技术服务。为了解决人才不足问题，与研究机构和高校开展合作；只要资本愿意等待，也可以适当接纳。

3. 保持定力，抵制诱惑

凭借技术水平高、实践经验丰富、专业敬业的技术团队，奥默医药想赚钱并不是一件难事。做医药中间体赚到了钱，做保健品赚到了钱，做CRO项目也赚了钱，做仿制药可以赚钱，做房地产也可以赚钱。一次次赚钱的机会摆在面前，一次次放弃。创始团队始终能够抵制诱惑，集中精力专注新药研发，在追求物质的浮躁年代，能有这份坚持，何等不易！

华东医药:社区医院的"隐形"药房①

摘　要:分级诊疗、基本药物制度是我国医疗服务改革的配套政策之一,在分级诊疗实施初期,国家强调按医疗机构等级配置药品目录,要求基层医疗机构100%使用基本药物。但从实际运行来看,基层医疗机构的药品目录不能充分满足患者的需求,造成分级诊疗实施初期,很多患者去高等级医院仅仅是为了配药。高等级医院为了满足这部分需求,专门开出了方便门诊,这既浪费了高等级医院宝贵的医疗资源,也与分级诊疗的方向背道而驰。在上述规定执行一段时间后,主管部门意识到了这个制度设计上的不足,允许基层医疗机构采购一定比例的非基本药物。但患者的需求比较多元,而基层医疗机构的场地、预算有限,很难大规模增加基本目录外的可供应药品,让患者都满意。

本案例描述了华东医药股份有限公司(简称华东医药)从基层医疗机构的药品目录不能充分满足居民用药需求这一痛点出发,以需要长期使用的慢性病药物为切入点,利用互联网处方平台,和社区卫生服务中心合作,为社区医院设置"隐形药房",将社区医院没有的慢性病药品直接配送到患者家里,以较低的社会成本取得多赢效果,给患者带来切实便利的服务创新过程。

关键词:分级诊疗;基本药物制度;服务创新;送药到家

---

①　本案例由浙江大学健康产业创新研究中心兼职助理研究员、浙江大学医疗健康产业 MBA2018 级学员殷珍珍执笔撰写。

0 引言

2018年5月的一天,天气阴沉沉的,偶尔还有点小雨,时任华东医药商业中西药销售管理部副总监丁华嫚,像往常一样坐在清泰街的办公室,正在复盘最近一段时间慢性病长处方送药到家的工作。

《都市快报》发起评选的浙江省"十大就医便民惠民措施 助力化解'看病难、看病烦'"活动,华东医药的慢性病长处方送药到家,排在第七位。丁华嫚翻开报纸,报道标题是这样的:浙江省"最多跑一次"改革深入医疗卫生服务领域。2018年年初,浙江省委、省政府提出"最多跑一次"改革,随后各个行业主管部门纷纷在本行业落实"最多跑一次"政策。2018年5月,浙江省在浙江大学医学院附属邵逸夫医院下沙院区召开推进医疗卫生服务领域"最多跑一次"改革工作现场会,会上推出了浙江省卫生服务领域十大就医便民惠民措施。其中第七条便是:配药方便,要求配送药品统一,实施慢性病长处方,方便群众就近配到高血压、糖尿病等慢性病常用药物,减少跑大医院的次数。按照慢性病长处方管理要求,医生对患者进行评估确认,每次可开具12周以内的相关药品。

戏剧化的是,这个政府大力推动的事情,却是最近烦扰丁华嫚的一大原因。原来,华东医药从2017年和社区医疗合作开展慢性病常用药专业配送业务以来,业务量一直上不来,作为这个项目的负责人,没有压力是不可能的。丁华嫚在办公室踱来踱去。她觉得政府将此纳入便民十大措施,表明政策支持民众的需求,从大方向而言,这项业务应该是有前途的,但实施近一年仍然是亏损的,那么造成亏损的原因是什么? 公司应该怎么做,才能使这项业务既能惠民,也能盈利,从而长期发展下去? 她陷入了沉思。

1 行业现状和企业概况

1.1 医药流通行业现状

医药流通行业属于医药行业的子行业,而医药是关乎民众健康的重要行业,下游需求具备明显的刚性特征,对宏观经济运行周期的敏感度较低,行业格局更多是受政策和竞争的影响。

国内医药流通行业目前基本形成了"4＋N"的竞争格局,其中"4"指国药集团、上海医药、华润医药和九州通四大全国性医药流通企业,其中国药集团、上海医药及华润医药均突破千亿规模;"N"指以广州医药(主要覆盖华南市场)、华东医药(主要覆盖浙江市场)、南京医药(主要覆盖江苏、安徽、福建等市场)、瑞康医药(主要覆盖山东市场)等为代表的区域性龙头企业。2018 年前十位医药流通企业的主营业务收入如表 1所示。

表 1　2018 年医药流通企业的主营业务收入

排名	企业	主营业务收入(亿元)
1	中国医药集团总公司	3609.22
2	上海医药集团股份有限公司	1466.47
3	华润医药控股有限公司	1320.58
4	九州通医药集团股份有限公司	869.57
5	广州医药有限公司	398.24
6	深圳市海王银河医药投资有限公司	369.76
7	瑞康医药集团股份有限公司	337.82
8	南京医药股份有限公司	311.98
9	中国医药健康产业股份有限公司	310.06
10	华东医药股份有限公司	306.63

数据来源:根据公开资料整理。

过去我国医药流通的"四维"特点是：以医药分销为主；主要为分销配送；以物流、回款基础服务为主；业务模式单一，批发零售协同性受限。

2017 年以来，政府主管部门相继出台了新一轮深化医改的配套政策，对医药流通行业的发展产生了重大且深远的影响，其中最重要的政策有三项：

- 两票制：公立医疗机构药品采购推行"两票制"，鼓励其他医疗机构药品采购也采取"两票制"，减少药品流通环节；

- 零差率：2017 年 9 月 30 日前，所有公立医院全部取消药品加成（中药饮片除外），即"零差率"，药房从医院的利润中心变为成本中心；

- 药占比：到 2017 年年底，前 4 批试点城市公立医院药品销售占医院收入的比例（不含中药饮片）下降到 30%，即"药占比"控制，让医院从"以药补医"回归医疗为本。

这三项政策从公立医院改革入手，推动医药流通行业集中度的持续提升，强者恒强、弱者恒弱的行业格局将更加明显，马太效应之下，行业龙头将具备越来越强的竞争优势。

《医药经济报》的文章"行业全方位洗牌，医药流通企业需在 5 方面转型发力"中指出，未来我国医药流通全产业链"四维"趋势是：一是拓展产品类型，向全面化发展；二是延伸至工业物流和"最后一千米"物流；三是通过多元化增值服务提升价值和营利性；四是批发零售一体化。

1.2　华东医药股份有限公司

华东医药股份有限公司成立于 1993 年，主要从事抗生素、中成药、化学合成药、基因工程药品的生产和销售，以及中西药、中药材、医疗器械等的批发、零售经销业务，是一家集医药研发、制药工业、药品分销、零售、医药物流为一体的大型综合性医药上市公司，同时承担浙江省包括杭州市在内多个市县的医药物资储备任务。

公司产品多样化，包括中药类、器官移植类、内分泌类、消化系统类、超级抗生素类、抗肿瘤类、心脑血管类等领域，其中百令胶囊为国家中药一类新药、国家中药保护品种；阿卡波糖为中国销售规模最大的国产口服降糖药，获得国家科技进步二等奖；环孢素为国内首家、世界第二家生产的第三代高效免疫抑制剂，获得国家科技进步二等奖;消化道领域的泮立苏获得浙江省科技进步一等奖、国家科技进步二等奖和 5 项国家发明专利。

在医药商业方面,华东医药商业公司连续多年位居中国医药商业企业十强,医药商业销售规模和市场份额处于浙江省第一位,业务涵盖医药商业经营、零售、供应链管理及大健康产业等多个业态。

商业公司下设中西药采购管理部、中西药销售管理部、药材参茸饮片管理部、医疗器械管理部、健康产业管理部等五大管理部,子公司覆盖浙江全省 11 个地市,并形成了以浙北杭州、浙南温州两大现代物流中心为支撑,区域子公司物流为配套的全省物流网络,浙中金华物流中心正在建设。

华东医药的零售药店也是遍布浙江各地市,以杭州最多,其中华东武林大药房门店有 42 家,华东大药房门店 29 家。

公司以稳健的经营业绩和良好的治理水平得到了中国主流媒体和资本市场的高度认可,获评"2017 年最具竞争力医药上市公司 20 强"、2017 年入选"福布斯亚洲最佳上市公司 Top50"和"财富中国 500 强排行榜",位列第 252 名。

公司秉承"济世为民、诚信公正、执着追求、务实发展"的价值观,始终以服务大众健康为己任,致力于提供优质产品及服务以达到满足顾客需求和改善其生活质量的目标。华东医药的济世情怀,体现在社会责任履行上;在它从建厂到改制、合资、上市以及"百令万里行"等一系列重大事件中,对认定对的事情,坚持不懈地走下去,则是对"执着追求"最好的诠释。

2 慢性病药品配送业务诞生记

2.1 业务萌芽

2014 年,华东医药的销售团队在工作汇报中反馈了一个现象:杭州的很多大医院设置了方便门诊,专门为已确诊的常见病、慢性病人开具处方配药,而且经常人满为患,病人需要排很长的队开处方买药。这本该在基层医疗就能满足的需求,却涌向了高等级医院,明显与分级诊疗主张背道而驰。

公司领导了解到这一情况后，就让社区销售团队去调研这个现象产生的原因，并寻找其中的商机：原来自从国家要求基层全面实行基本药物制度后，由于一些常见病和多发病需要用到的中高端药物并不在基本药物目录内，导致不少患者在社区医院买不到想要的药物，就只能去上一级医院购买；杭州的大医院为了缓解病人配药的需求，就设置了方便门诊，专门用来给患者配药。然而此种解决方案，对大医院而言，更像是无奈之举，因为它在消耗大医院宝贵的医疗资源。

时任社区销售负责人的丁华熳，组织人员去杭州的社区医院调研情况，听闻了不少这样的需求。例如某社区的一位曹阿姨，她的老伴孙大伯患病卧床不起，生活不能自理，需要曹阿姨的贴身照顾，可是孙大伯长期服用的处方药，需要曹阿姨每个月到大医院去配，路途遥远，加上挂号、排队，往往一去就是大半天，每次出门的时候，她都非常不放心孙大伯一个人在家，所以一到配药时就非常揪心。

调研人员同时也从社区医生的抱怨中了解到，由于用药受制于基本药物目录，病人来了一次如果没有想要配的药，下次就不会再来，造成了病人的流失。医生的临床经验是需要时间和看病数量积累的，由于病人数量不够多，患者对社区医生的诊疗水平也就产生了更大的怀疑，从而形成了恶性循环。

听取了调研汇报后，一个想法开始在公司领导心底滋生：既然基层医疗有缺药的痛点，那是否可以将患者想要但社区医院又没有的药物，直接送到患者家里，由华东医药做社区医院的补充药房，对接分级诊疗的配药痛点，把服务从对医疗机构的B端，延伸到对患者的C端，开辟一个新的药品配送销售市场呢？

在公司领导考虑是否要开辟新业务期间，2014年8月，浙江省卫生和计划生育委员会、人力资源和社会保障厅等五部门联合印发《浙江省分级诊疗试点工作实施方案》，确定杭州市淳安县、宁波市北仑区等8个县（市、区）率先启动实施分级诊疗。

在对分级诊疗政策深入研究后，公司领导认为基层医疗的药品目录受限，是分级诊疗政策推行中的一大阻力，华东医药如果能够将社区医院缺少而患者需要的药物配送上门，弥补社区医院的不足，应该是顺应分级诊疗的服务创新的。

2.2 业务设计

2.2.1 药品处方如何形成和获得?

整个配送模式和流程理论上很简单:社区医生给患者开具处方,然后华东医药为患者配送药品到家。

理想很丰满,现实很骨感,第一道拦在项目组成员面前的坎是:要配送药品,首先要拿到社区医院的处方,可是如何才能获取社区卫生服务中心的处方?

一般来说,医院没有采购的药品,医院的信息系统就查不到药品相关名称,也就没有办法开具处方药。怎样才能让医院没有采购但老百姓需要的药品进入到社区医院的信息系统中?

为此,项目组成员跟许多信息平台公司咨询,给出的解决方案基本一致:需要做一个信息平台嵌入到社区医院的信息系统,平台上入驻华东医药所有可以配药的药店,当社区医院开具本院没有的处方药品的时候,可以从嵌入的系统平台入口登录进去,在云平台开具所需的处方药品,并且选择从哪个药店配药,有点类似外卖配送系统。

将信息系统嵌入医院的 HIS 系统,系统的安全性和隐私性是首先需要考虑的问题,如果不能保证安全性和隐私性,医院根本不会同意接入。经过筛选,华东医药最终选择了杭州某科技有限公司,因为该公司是杭州智慧医疗信息化服务的龙头企业,拥有成熟的系统和服务体系,并且已经和市卫健委联手打造了一系列智慧医疗惠民服务,如:自动预约挂号、诊间结算、脱卡支付结算,等等。杭州市健康医疗信息惠民工程被国家发展和改革委员会作为唯一的示范样例,推荐给全国 80 个试点城市参考借鉴,杭州也成了首个通过国家卫生信息互联互通标准化成熟度四级甲等测评的省会城市。

有市卫健委的项目在先,华东医药选择与其合作,两家企业实力保障,让慢性病长处方项目有了坚实的基础。

2.2.2 政策问题如何解决?

信息平台问题有了解决方案,但政策合规问题接踵而来。创新业务团队里负责药品质量法规的同事指出,这个项目存在一个很大的政策问题:在现有的药品流通规则中,药品的票据流、物流和资金流三者要保持一致。传统的药品配送和结算模式中:物流、票据流以及资金流是一致的,华东医药配送药品到医院,然后跟医院结算;医院开处方给病人,医院跟病人结算,病人直接在医院取药。而在这个创新项目中,社区医院通过嵌入的信息平台,开出相应的药品,处方在信息平台上流转,华东医药的工作人员登入信息平台的后台,看到处方信息,然后进行配药包装和配送到患者家里。整个流程是:医院开处方给病人,跟病人结算,病人从华东医药获得药品,华东医药跟医院结算。在这一流程中,票流和资金流与过去相同,而药品直接到患者家中,物流的流程是缩短了,但也出现了物流与票流、资金流不一致的问题。

这一问题不解决,送药到家就存在合规性问题。庆幸的是,杭州是一座大气开放、鼓励创新的城市,华东医药与原杭州市食品药品监督管理局沟通,杭州市食品药品监督管理局从项目的公益性与可追溯性出发,允许先行试点。

处方和合规性问题解决了,接下来就是如何将药品送到患者家里。

2.2.3　第三方配送还是自营配送?

药品配送是华东医药的主营业务,但以往都是直接配送到医院。而配送患者与配送医院有很大不同,一个是 C 端,一个是 B 端。项目启动的时候,华东医药创新团队考虑到业务发展初期,配送量不大,安排自有车辆和人员配送,成本偏高,因此决定将配送环节外包,选择第三方快递公司来完成。

但在与第三方快递公司洽谈中,快递公司的业务负责人表示,尽管业务初期的配送量无法预测,但肯定不大,配备药品专用包装盒,要增加成本,如果是需要冷链配送的药品,还要增加成本。

此外更为现实的问题是,普通商品配送,如果收货人不在家,可以放在 E 邮柜、蜂巢、菜鸟驿站或者物业,甚至收货人家门口。而为了确保药品安全性,配送公司必须让收货人当面签收,这样就进一步削弱了第三方快递公司承接业务的意愿:因为如果收货人不在家,意味着快递人员要等待或者先送别的货物回头再第二次配送,如此一来,就会影响配送效率,成本就会直线上升。第三方快递公司要求比常规配送更高的服务费用,又跟华东医药外包物流以降低配送成本的初衷不相一致。

最终华东医药团队决定自行配送。选择自行配送其实还有一个重要原因:药品如果由第三方配送,部分用户可能会因为担心安全问题而不愿意尝试,而由华东医药自行配送,用户接触到的工作人员都是华东医药的员工,不仅可以消除用户的担忧,还可以在服务的过程中,展示华东医药员工的专业素质,有利于塑造良好的企业品牌。

2.2.4 形成业务配送流程

经过对创新业务每个环节的打磨,华东医药的慢性病药品专业配送业务形成了一个完整的闭环:患者挂号看病—医生开具处方—药剂师配药:业务系统开单→物流平台发拨作业→专职双人复核→发送短信给患者→华东医药专业冷链物流配送→患者通过有效证件收药→归整至处方平台,如图1所示。在配送环节,华东医药还借鉴了多年配送服务中的成熟经验,设置了管理控制点,如:专职双人复核、发送短信提醒,以及收件人通过有效证件收药等,有效减少了差错产生。

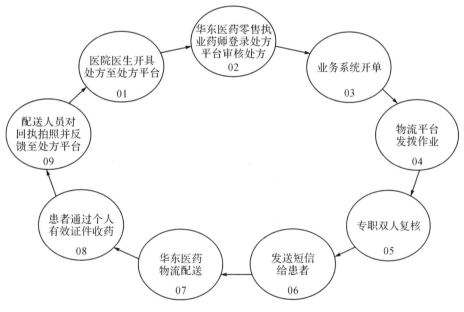

图1 华东医药慢性病药品配送流程

2.3 业务落地

2.3.1 试点社区医院选择

完成了业务流程设计,到了该落地的时候,那么应该选择哪家社区医院作为首家医院试点呢？

华东医药创新团队走访了杭州的多家社区卫生服务中心，发现不少卫生服务中心负责人对提供这项服务还是心有顾虑的。

这些负责人认为，虽然现在快递系统已经非常发达，从技术角度来讲，这件事情是可以做起来的，但是药品作为特殊商品，送货上门的每个环节都存在风险因素。尽管对社区居民有很大好处，但万一病人因此而发生什么健康问题，毕竟人命关天，对参与者压力极大。不是不想去试试，而是怕出问题无法承担责任。

直到遇到时任长庆潮鸣街道社区卫生服务中心的蒋天武院长，事情才有了转机。蒋院长听完华东医药项目团队的描述，认为可以试试，因为就在他们社区最近几次惠民服务调查中，几位高龄老人就跟他抱怨过社区卫生服务中心一些心血管类的药品没有，要跑到大医院配，大医院人来人往，路况复杂，走几步就绕晕了，非常不方便，希望社区这边能有个解决的办法。这项业务的开展，应该就能解决社区老人反映的开药不方便的问题。同时华东医药是浙江省的知名企业，社会信誉颇好，加上这个项目有政府部门的背书，信任感更增加几分。

与蒋院长达成共识后，长庆潮鸣街道社区卫生服务中心成为华东医药慢性病长处方配送的试点社区医院，这一创新业务正式落地。长庆潮鸣街道社区卫生服务中心地处杭州市下城区东南面，所服务的长庆、潮鸣街道面积有 3.37 平方千米，15 个社区，覆盖 3.2 万户家庭，约 9.8 万人口。当年两个街道 60 岁以上的老年人占人口总数的 17.4%。

2.3.2 业务初见成效

浙江省医保部门结合本省的慢性病疾病谱，将高血压、糖尿病、肺结核、冠心病、帕金森病等 12 个省定慢性病病种，确定为城乡居民医保门诊慢性病病种范围。当时在华东医药的经营目录中，这些病种有 667 种药物可供选择。

公司配备专用车辆与专职工作人员对签约服务区域进行配送，随着业务量的上升，投入也逐步增加。业务流程严格按设计的闭环进行：由医生在医院当场开具处方，华东大药房的执业药师登录处方平台审核处方，业务系统在线开单，物流平台发拨作业，专职双人复核，发送短信给患者，华东医药 TMS 运输调度物流配送，患者通过个人有效证件收药、签收回执，配送人员对回执拍照并反馈至处方平台。全程闭环操作，严谨规范，智能便捷，实现了安全可靠的配药到家。

这项慢性病药配送到家项目开展不久,就得到了社区老人的普遍好评,陆续有使用者写感谢信给华东医药的工作人员。

其中一位独居老人称,自己一直在吃百令胶囊,在没有送药上门这个服务前很多年,自己都是去医院配药,后来得了肿瘤,手术后就基本上出不了门了。因为家住五楼,老小区,无电梯,配药就要靠女儿或者女婿不忙的时候去配一下。但是社区没药的时候,他们也是常常白跑一趟。而且女儿女婿也很忙,还要照顾孩子,真的很烦恼。社区有这个服务后,对于行动不便,有长期慢性病用药需求的独居老人,简直是福音。

同时这一医疗惠民服务也获得了下城区政府的认同,并进行了大力推介。很快,下城区其他社区医院的负责人也找上门来,希望华东医药也能够在自己的社区推行这项业务。2017年,杭州市下城区六个街道的社区卫生服务中心都和华东医药建立了合作关系,复制长庆潮鸣街道的模式,开展慢性病长处方配送到家服务。

到2017年年底,下城区的慢性病长处方配送服务在华东医药的持续优化下,已经很成熟了。杭州市在浙江省相关政策的基础上,将慢性病增加到了16种,华东医药也相应升级智慧云药房,配备药物增加到1500种,药品范围的不断增加,有效缓解了基层用药的困难,让居民省去了不得不到大医院排队配药的烦恼。

由于华东医药服务的口碑相传,更多的社区医院参与进来,同时也引起了行业的关注,越来越多的医药商业企业开始介入这个领域。为了促进市场竞争,杭州市其他城区在引入此项业务时,开始采用招投标方法来确定配送服务商,每个城区一般会引入2~3家医药供应商。在政府的推动下,该创新业务服务的签约患者越来越多,受到居民的大量赞誉。

正是基于上述实践,慢性病药品的长处方送药到家才能在2018年"杭州市十大就医便民惠民措施"中名列第七位。

3 挑战与机遇

3.1 业务面临的挑战

时至今日,华东医药慢性病长处方配送范围覆盖了上城区、下城区、江干区、拱墅区、西湖区、滨江区、钱塘新区、萧山区、余杭区等区域，与53家社区卫生服务中心建立了合作关系，并已发展到"互联网＋诊疗"及线上医保结算阶段。

一般来说，在上午11点半之前开的处方，能够确保下午就送到患者手里，下午4点半之前开的处方，确保第二天上午可以送到患者手里。

由于只有社区医院没有的药品才会采取医药公司配送，因此流转出来的处方数量刚开始并不多，每天平均100张处方，需要医药公司配送的只有总数的10％左右。一直到2019年，平均每月才有3000单，客单价平均在500元左右。慢性病长处方送药到家，并不另外收取配送费，全部收益只有总金额5％左右的加成，这样折算下来，这项业务所产生的收益，还不能够完全覆盖这个项目所投入的成本。所以这项业务一直是亏损的。虽然每年的亏损并不大，但整个团队还是承受着不小的压力。

另外，这项业务还面临着业务区域扩展的瓶颈。由于华东医药有较好的口碑，加上政府对这一项目的加持，在大杭州范围内拓展，老百姓比较愿意接受。但若想拓展到杭州以外的区域，则不仅需要解决药品配送物流、信息流、资金流不一致的合规性问题，还需要解决医院信息系统接入平台的问题。而如果要拓展到省外，由于没有当地子公司，以及物流中心等基础设施，尚不具备可行性。

3.2　业务面临的机遇

2019年6月，浙江省的医保部门为了应对"人口老龄化、慢性病普遍化"的趋势，着手遴选大型医药批发企业作为牵头单位，招募医保定点药店组团参与，提供慢性病药品长处方供应服务，希望依托分布广、数量多的药店，让这一服务走进千家万户。政府通过谈判，确定了华东医药等六家全省性医药流通集团作为第三方慢性病药品配送服务方。浙江省11307家医保定点药店中，有5734家药店成为城乡居民医保慢性病的指定服务药店(网订店取)，其中又有1304家药店被指定提供慢性病药品配送服务(网订店配)，华东医药牵头的组团(与阿里健康合作)为270家药店，占比最大。大量药店的参与，对老百姓而言，慢性病药品配送的可及性更好了。

华东医药是这项业务的先行者，也是推动者。吕梁董事长聊到未来的计划时表示，目前业务量不大的原因，跟目前慢性病药品主要患者人群的就医习惯有较大关系，他们大多是20世纪60年代之前出生的。20世纪四五十年代出生的人，他们更习惯传统就医与取药方式。当习惯互联网生活的"60后""70后"成为慢性病药品使用的主力军时,"互联网＋诊疗"需求一定会井喷,常见病和慢性病药品的配送到家服务将会成为行业主流。

另外从医改控费的视角来看,药房已成为医院的成本中心,那么从降低成本出发,减少药房的药品存储,是一个对医院有利的选择。医药流通企业可以按照网格化管理方式,规划每个网格中设置一个药品分库,每个分库可以服务多个社区卫生服务中心。这样一来,通过第三方服务,社区药房的储存空间可以节省,药师成本可以降低,卫生部门从节约资金角度考虑,也会鼓励社区医院的药房采用精简库存模式。

而从互联网医疗发展的进程来看,导医分诊与复诊配药已经是互联网医疗开展的先行领域。在这方面,华东医药也在供应链公司内部设立了专用场地,作为对接互联网医院的云药房。虽然现在互联网医疗的医保结算还局限在特定范围内,在一定程度上制约了互联网医疗的进一步发展,但相信这个问题很快就会解决。因为在长期形成的医保预算分配体系下,额度的重新调整,牵涉各方经济利益,但只要监管技术和监管制度到位、不用再担心预算总额超支时,互联网医疗的壮大是必然结果,华东医药也需要为此提前布局。

4 尾声

面对互联网巨头的开疆拓土,新兴企业的不断涌现,传统行业面临着前所未有的跨界竞争压力,医药行业也是如此,传统企业拿什么来跟互联网巨头及新对手较量?

吕梁董事长表示,传统医药流通企业,几十年来一直在跟上游的药品生产企业,跟下游的医疗机构、患者打交道,拥有长期累积的资源与专业知识,只要始终坚持以患者为中心,以产品为基础,以市场为导向,及时察觉就医模式与用药需求的变化,做到顺势而为,快速响应,就一定能在竞争中保持不败。

华东医药的业务团队也表示,华东医药虽然是一家老牌医药企业,从计划经济时代走到今天,公司一直鼓励创新和转型,把业务发展项目按传统项目和创新项目区别考核。慢性病长处方配送作为一个创新项目,公司会用长远眼光来运营,目前项目虽然还处于亏损状态,但完全在公司可承受范围之内。所以目前运营团队更多地还是应该把精力放在如何进一步拓展该项业务上。相信随着互联网医疗的发展、医院药房的改革、医保慢性病管理政策的进一步落实，"隐形药房"的需求规模也会不断扩大，项目最终也一定能实现盈利。

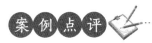

案例点评

华东医药之所以能够成功推进送药上门这一创新业务，主要有以下几个关键点。

第一，从方便百姓、赋能基层医疗出发。

首先，华东医药业务团队第一时间关注到了大医院设置方便门诊这种奇怪现象背后深层次的原因：国家要求基层全面实行基本药物制度后，由于一些常见病和多发病需要用到的药物不在基本药物目录内，导致患者无法在社区医院开出处方，得到所需药品。

其次，能够敏锐觉察潜在的市场痛点：基层社区医院缺药，老百姓配药非常不方便，大医院不得不开设方便门诊应对。由此想到华东医药如果和社区医院合作，由华东医药做社区医院的补充药房，将患者想要而社区医院又没有的药物由华东医药直接送到患者家里，既能够方便老百姓，又可增强社区医院服务能力，更好地协助政府落实分级诊疗，从而解决这个市场痛点。

找到这个市场真正的痛点，切切实实地便民是该项业务能够出现的基本前提。

第二，老牌企业信誉加持，得以克服各种困难。

医疗行业业务创新的关键是如何解决用户对新业务的信任问题。

华东医药是浙江一家老牌的上市医药企业，其主营业务医药商业配送最为人知晓。公司秉承着"济世为民、诚信公正、执着追求、务实发展"的价值观，始终以服务大众健康为己任，致力于提供优质产品及服务，以达到满足顾客需求和改善其生活质量的目标。几十年来，华东医药在履行社会责任上积累了很多很好的口碑，在政府方面，华东医药也有很好的信誉。

正是有这样的企业信誉加持，华东医药在推出新业务时，才能得到智慧医疗信息平台公司、原杭州市食品药品监督管理局、社区卫生服务中心、各级政府以及老百姓的信任与支持，从而克服信息系统接入困难，在创新举措与现行规定相冲突的情况下,给予授权,允许先试先行,得到社区医院的同意得以合作开展新业务尝试,老百姓也敢于接受新业务服务。

第三,着眼未来发展,前瞻布局。

尽管慢性病长处方药品配送业务目前因为规模问题还处于亏损状态,但华东医药在进行该项业务创新时,并没有仅仅着眼于短期得失,而是能够根据国家医改趋势、行业发展动向,进行前瞻布局。

从国家医改趋势看,分级诊疗是国家的既定方针,华东医药的这项创新业务无异于给社区医院配置了隐形的药房,有利于协助社区医院把病人留在社区,从而间接地为政府落实分级诊疗做出贡献。

从行业发展动向看,随着"零差价""两票制""4+7集中采购"等医改控费政策的出台,不仅医院药房已成为医院的成本部门,托管药房或减少医院药品存储可能会成为医院发展的趋势,而且抢占零售配送市场也将成为医药流通企业的发展方向。华东医药这项创新业务将有利于企业在社区医院药品流通领域抢占先机。

进一步地,从"互联网+医疗"发展的角度看,未来随着医保支付政策的放开,在互联网医院上复诊开药会发展得很快,华东医药的这项业务也是在为互联网医院时代的药品配送服务在提前布局。

第三方检验体验服务篇

美年大健康:科技与大数据驱动的体检服务①

摘　要:美年大健康产业(集团)有限公司(简称美年大健康、美年)作为第三方医疗检验机构,在创始人俞熔的带领下,前期通过闪电式的规模扩张,取得了迅速的发展。与此同时,美年大健康团队也不断地致力于提高体检的技术含量,致力于通过提供专业的科技驱动和大数据驱动的体检服务,来为客户提供个性化、专业化的健康管理方案,在产品、技术、服务、医疗质量、销售模式等方面进行重构,力图打造专业、品质、创新的体检服务,守护每个中国人的生命质量。本案例描述了美年大健康团队打造专业、品质、创新的体检服务过程中的创新实践历程及具体做法。

关键词:第三方体检;技术驱动;大数据创新

0　引言

美年大健康始创于2004年,经过不断的探索和努力,从2006年的1家体检中心到目前接近千家,从一家小规模企业成长为中国民营体检行业处于领导地位的上市公司,其过程可以说是充满艰辛而又无比精彩。在不断的发展过程中,美年大健康依托其庞大的客户人群、海量的健康大数据平台,以及遍布全国的标准化医疗服务体系,形成包含专业检查、风险评估、健康管理、医疗保障的PDCA服务闭环体系,志在打造中国具有重要影响力的健康产业生态圈企业。

---

①　本案例由浙江大学健康产业创新研究中心兼职助理研究员、浙江大学医疗健康产业MBA2018级学员王涛执笔撰写。

在经历前期的规模布局后，美年在产品拓展、商业模式创新、业务发展等方面获得了巨大的成功，然而管理和发展永远难以平衡，在发展的同时，公司运营和品质管理对于美年的管理者而言也面临巨大的挑战。如何在市场上精耕细作以及培养客户忠诚度，提升医疗质量，建立更好的客户体验以及获得客户信任，对于已经有了较大规模的美年大健康而言，成为下一步必须突破的命题。

2019 年 11 月，阿里巴巴集团（简称阿里）与美年的成功合作，为企业未来发展带来了更多的可能。结合阿里巴巴集团在大数据与人工智能、企业内部管理方面的优势，美年希望阿里在包括产品、技术、服务、医疗质量、内部管理等方面持续赋能，从而将美年打造成为一家技术型的第三方体检服务公司。

1 初涉体检领域

人类体检的历史最早可以追溯到 2000 多年前的罗马，在强盛的罗马帝国军营里，医生为征召入伍的士兵们体检。当时体检的作用是：保证士兵拥有健康的身体，并且没有携带传染性疾病。1861 年，英国著名医学家 Horace Dobell（霍勒斯·多贝尔）博士提出了"体检"的概念，认为定期的检查可以预防罹患疾病及死亡。1908 年，体检作为具体的健康服务首先在美国军队中开始出现。

然而对于中国民营体检行业来说，2004 年才是一个特殊的年份。正是在这一年，俞熔、张黎刚、韩小红，三个身份背景各异的创业者，都将脚踏进了医疗行业。在这一年，他们互不相识，而若干年后，俞熔创立了美年大健康、张黎刚创立了爱康网、韩小红则创立了慈铭体检，大家都进入了体检领域。

谁也不会料到，毕业于上海交通大学通信工程专业的俞熔，最终会进入医疗体检行业。他的第一份工作是在房地产行业，在房地产行业积累了一定的资本和管理经验后，1998 年俞熔进入投资行业，成立了天亿投资集团有限公司（简称天亿集团）。随后的几年里，俞熔作为主要出资人，陆续与科技部、地方高新区发行了多只投资基金，投资范围包括房地产、农业、环保、金融、医疗等多个行业，一度诞生出雷柏科技等 8 家上市公司，可以说是成绩斐然。

俞熔在投资过程中敏锐地意识到医疗健康产业前景广阔，于是在 2004 年成立天亿医疗公司,作为健康产业的投资平台。经过两年的摸爬滚打,遭遇几次失败后,俞熔在 2006 年从上海市卫生局手中接过了国宾体检 20% 的股权。这笔投资获得了巨大的成功,当时,国宾体检一家体检中心,年营业额就高达 4000 多万元,利润达到 1500 万元。

在见识到体检行业巨大的市场潜力后,俞熔将天亿医疗更名为美年体检,2006 年 8 月,俞熔成立了自己的第一家体检中心——上海美年小木桥路旗舰店。

2 构建差异化的民营体检服务

2.1 借助资本力量,打造领导者企业

2006 年,公众对于体检的选择还仅仅限于公立医院,民营企业如何才能在市场中占据一席之地? 经过仔细斟酌,俞熔对美年的市场定位为:避开与公立医院的正面竞争,致力于做高端体检市场。原因在于,除了民营专业机构,公立医院也设有专门的体检中心。一般消费者习惯去公立医院体检,公立医院也有更专业的资源并且更受消费者的信任,但公立医院的服务与高端人士的要求相比,还有一定的差距。

2009 年,美年与美国西北部最大的非营利性医疗机构 Swedish Medical Center (瑞典医疗中心)签署合作协议,瑞典医疗中心创建于 1910 年,位于美国华盛顿州首府西雅图市。美年与其合作的目的在于学习和借鉴瑞典医学中心的经验,提升美年的体检质量和技术水平,以及为部分 VIP 客户提供更高端的体检服务。

2011 年 10 月,美年健康产业有限公司和大健康科技健康管理有限公司正式宣布合并成立"美年大健康"。大健康科技健康管理有限公司(简称大健康科技)由郭美玲女士创办,大健康科技重点业务在东三省,以沈阳为中心,有近 30 家医疗中心;而美年业务则侧重长三角地区和南方一线城市,同时包括京津地区,有医疗中心 20 家;双方合并整合后,美年大健康以上海为全国总部,业务覆盖包括北京、上海等 30 多个主要城市,在全国的分支机构迅速扩大至 100 家,年服务客户超过 300 万人次。

此后,美年大健康在资本市场上一路高歌猛进,相继收购北京绿生源体检中心、西安康成连锁体检中心和广东体检龙头企业瑞格尔体检中心,继续扩大市场和企业规模。

2015 年，慈铭体检发表声明，称将战略性引入目前行业规模最大的专业体检机构美年大健康产业（集团）有限公司的投资，共同打造健康体检同业联盟。慈铭体检成立于 2004 年 9 月，由原解放军总医院肿瘤内科主治医师、留德医学博士韩小红女士创立。经过多年发展，慈铭体检在全国 16 个地区拥有 57 家体检中心，在市场占有率上，2015 年，慈铭体检的体检量已达 211.84 万人次，居全国同行业前列。慈铭体检在国内主要城市建立了较为完善的体检服务网络，是最具全国影响力的健康体检品牌之一。美年大健康参股慈铭体检后，双方可在市场整合、大数据支持、行业标准制定等方面进行一系列合作。

同年，美年大健康借壳江苏三友（002044，SZ）登陆 A 股市场，整体作价超过 55 亿元。至此，美年大健康在全国拥有超过 300 家门店，年服务人次达 1400 万，是中国民营体检行业网点数量最多和营业收入规模最大的公司，远超第二位爱康国宾，俨然成为中国健康体检行业的领军企业。

2.2 技术驱动，打造美年体检2.0

2.2.1 引进先进技术，提高体检质量

2013 年，按照美年的说法，当时美年的健康体检处于体检 1.0 时代，公司首先考虑的是如何做专业的医学检验，如何做覆盖全、项目多的体检产品，侧重于"全"和"专"，也就是体检项目要全，专业性要强。客户主要来源于以下两类：一是大型国有企业、跨国公司、外资企业、优秀的民企、政府、事业单位等；二是高收入的、对体检有高要求和特殊要求的个人客户，其中主要以企事业和政府团体客户为主，个人客户业务占比很小。从产品来说，与其他体检机构的产品种类都差不多，同质化严重。

俞熔敏锐地意识到，美年要想引领中国民营体检行业，不仅要规模领先，更必须走差异化之路。美年应该通过基于专业的科技驱动、数据驱动的体检服务，来为客户提供个性化、专业化的健康管理方案，并且针对重点慢性病和重大肿瘤筛查等，建立一套科学完善的防控体系，配合国家公共卫生战略和重大慢性病防控体系，编织好健康预防这张"网"。

那么如何在技术驱动这一块做文章？俞熔及其团队认为首先要侧重于差别化技

术,引进最领先的检查技术,提供深度、专业的筛查产品。

依照技术驱动的原则,2014年,美年大健康开始引进磁控胶囊胃镜,这是一个内置摄像与信号传输装置的胶囊机器人。运用这个系统,医生可以通过软件实时精确操控体外磁场,来控制胶囊机器人在胃内的运动,改变胶囊姿态,按照需要的角度对病灶重点拍摄照片,从而达到全面观察胃黏膜并做出诊断的目的。在这个过程中,图像被无线传输至便携记录器,数据导出后,还可继续回放查看以提高诊断的准确率。

受检者只需随水吞下一颗胶囊大小的内窥镜,在15分钟内即可完成检查,在整个过程中,无须插管,全程无痛、无创、无麻醉,无不良反应,并且由于独立包装,也杜绝了交叉感染,相对于传统的胃镜检查技术差异明显。

2014年引入的另一项重要的技术是低剂量螺旋CT,它是基于能够检测到肺部小结节的最低扫描范围和放射浓度的CT检查技术。在美年体检中心,完成一次低剂量螺旋CT检查只需要15秒,人体承受的辐射量,仅约等于普通CT检查辐射量的一半,但医生却可以借此发现最小4毫米的病变,达到与普通CT相同的检查效果。

在引入先进技术设备为客户带来更好体验的同时,美年在产品方面也进行了创新。除了常规体检项目,美年随后全面推广了包括胶囊胃镜、核磁、CT检查为一体的3650元的高端体检套餐和基因检测、癌症肿瘤标志物筛查套餐等多种体检套餐。创新产品不仅带来了产品的差异性及更好的客户体验,也带动了客单价的提高,为企业带来了更多的利润。

更重要的是先进设备的引入带来了检验质量的提高。据数据统计,在引入先进技术设备后,美年重大阳性检出率提高1.5%,因此,先进设备对美年体检整体质量的提升是显著的。

2.2.2 "大数据+医疗"的初步探索

2015年8月,由俞熔的天亿集团发起的大数据医疗公司——大象医生,在上海宣告成立。

大象医生是一家提供基于远程影像技术的医疗服务提供商,它集健康大数据收集、健康教育、健康管理、网上诊疗为一体,实现门诊、住院、检查、体检的预约服务,这和美年在预防医疗上的构想是一致的。

按照美年与大象医生的构想,通过大象医生互联网医院平台,对接北京、上海、广州优质医疗资源,专家医生通过大象医生问诊平台,为数万人次的患者提供专业的服务,让医生随时随地开展异地诊断,实现"触手可及看名医,问诊检查治疗一站解决"。

2016 年年底,通过与大象医生的战略合作,美年在现有 300 家体检中心配置远程医疗诊室,实现了远程阅片和远程医疗服务。这样的结合,不仅在一定程度上缓解了美年专业阅片人员缺乏的问题,可以极大地提升专业性和整体检验报告质量,而且可助力美年大健康的检后服务,实现服务的延伸。

同年,美年推出 10 亿元规模的员工持股计划,覆盖公司高管及核心员工近1000 名。

"当技术水平不断提升时,采集的准确率也得到提升,健康体检的质量也就提高了。技术创新、管理水平和人才三个方面是相互驱动的,三者共同带动健康体检行业的高质量发展。"俞熔认为。

这个观点得到了市场的验证,2016 年美年实现销售收入 30.82 亿元,同比增长46.65%;实现归属母公司净利润 3.39 亿元,同比增长 30.21%;扣除非经常性损益之后归属母公司的净利润 3.11 亿元,同比增长 43.98%。

3 延伸发展,构建美年健康管理 3.0 时代

2016 年,对于中国医疗健康行业而言,是意义深远的一年。"全国卫生和健康大会"召开、《"健康中国 2030"规划纲要》颁布。其中,《"健康中国 2030"规划纲要》强调:调整优化健康服务体系,强化早诊断、早治疗、早康复,更好地满足人民群众健康需求。

在此期间,俞熔与管理层经过多次认真讨论,最终认为:真正有效的健康管理应包括从体检、分析到就医、保障的全流程,强调"管"。

体检 2.0 的重点在于精准、深入的体检筛查服务,而客户需要的不仅仅是检测报告的可信任度和专业性的提高,除此之外,还有更好的客户体验、预防性和个性化的健康全流程管理等要求。因此,美年大健康必须将体检服务向"检、存、管、医、保"全程保障迈进,开创 3.0 健康管理新时代。"检、存、管、医、保"的含义在于为客户实现:全面体检、健康银行、健康咨询、就医直通与保险保障,跨越式实现检前、检中、检后的健康管理全程保障。

3.1 利用技术解决闪电式扩张引发的问题

从 2006 年到 2018 年,美年经历了在中国体检市场上的闪电式扩张。有数据显示,截至 2018 年年底,美年业务覆盖 31 个省区市、301 个核心城市,已布局 633 家体检中心(含在建),全年体检人次超过 2778 万。

在发展的同时保障服务和品质,对成长期的美年而言是一个巨大的挑战。

为了解决客户提出的美年在客户体验、医疗质量、服务规范等方面出现的问题,俞熔及美年大健康团队着手通过技术和管理,加强内部医疗质量管理。

经过几年的探索,2018 年,美年率先启用了高于行业标准的《美年大健康医疗质量管理考核标准 800 分》,并形成了《十八项核心制度汇编》,重点把关医疗质量、严格内控管理,优化医疗服务。其中部分措施如下:

(1)采用全国客服热线"95003"全网覆盖。客户一键拨打热线,即可享受全国统一预约、快速响应、绿色通道、客户投诉等服务升级体验。

(2)率先上线鉴权合规管理系统,落实"医护、医技人员人脸识别上岗",其目的在于:凭借智能数据传输、医护实名安全认证、医疗资质实时监控等科技化的操作,从源头上保障分布在全国各地的分支机构的医护、医技人员的资质认可以及工作内容的合法合规。

(3)上线血液样本跟踪查询系统,实现血液检测过程实时可查。专人专责的标准化流程审核制度,全面保障了血液检测的及时、准确,同时方便客户随时跟踪、了解血液样本的运转与检测状况,使其更放心。

(4)率先参与 JCI(国际医疗卫生机构认证联合委员会)体系认证。JCI 标准是世界卫生组织认可的认证模式,通过参与 JCI 认证,对标国际一流标准,根据 JCI 的医疗安全和质量管理的理论工具,使公司成为拥有国际品质的专业健康体检机构。

(5)实行美年体检中心亮证经营,医质管理公开透明。在全国范围内,广泛实施体检中心证照资质公开,医护、医技人员的姓名、职称、执业证书编码公开展示等管理举措。

以上多项措施的推出,提升了美年的专业度、客户体验、医疗质量、服务规范等多个方面,同时,随着医疗质量等方面的优化,客户的信任度也随之提高。

3.2　倾力打造美年健康管理 3.0

"美年好医生"是俞熔与管理层团队专门针对开启 3.0 时代而开发的产品,2018 年 10 月 25 日,美年大健康联合平安好医生、中国人民财产保险股份有限公司(简称中国人保),以及美年生态圈企业优健康、大象医生正式推出健康管理产品"美年好医生"。

"美年好医生"产品围绕"体检＋保险"打造多维度健康管理,构建涵盖就医服务、家庭医生、健康管理及保险等维度的医疗服务体系。其目的在于为客户实现:全面体检、健康银行、健康咨询、就医直通与保险保障,跨越式实现检前、检中、检后健康管理全程保障。

在美年的布局中,"检"是这样描述的:通过千万级的健康数据库,以及医学专家对于疾病预防筛查方式的共识,为 6 个年龄层提供总计 162 款个性化的体检套餐。美年凭借其覆盖全国 200 座城市的 400 家体检中心,以及低剂量螺旋 CT、超导核磁共振、胶囊胃镜等高精尖设备,为消费者提供更具针对性、更高质量的精准体检服务;通过 2018 年收购的美因基因(占股 33.42％),提供大众健康基因检测,包括运动健康、疾病易感基因检测、肿瘤早期筛查以及个人全基因组产品等。这就是所谓的"全面体检"和"个性化精准体检"。

在体检的问题解决后,还需要解决客户每年体检数据的"保存"问题。在日常体检中常常出现这样的问题:体检结束之后,病人需要再去一趟体检中心拿体检报告;想对比上几次的体检数据时,却怎么也找不到原先的体检报告。

2018 年,美年推出"优健康 App",优健康的目的就在于:能够使客户享受到体检报告急速送达、在线领取、线上阅读的便捷,还能在线储存历年的体检报告,随时查看,再也不用担心遗失。同时,通过 App 提供的横向、纵向大数据存储与对比分析,消费者可直观了解自身身体指标变化趋势,及时获得阳性指标和重大疾病风险提示,对自己的健康状况一目了然,真正做到"体检数据银行"的目的。

在体检完后,为了保障健康,还需要专业的健康咨询、方便的就医服务、适宜的健康保险分担风险。为此,美年进一步提供了"管""医""保"服务。

"管"的含义是为客户提供检后健康管理。美年依托行业优质资源,汇聚数千位专业人员,通过服务热线为消费者提供及时的体检报告深度解读,并给予专业的个性化的健康管理方案。除此之外,消费者还可享受健康咨询、用药建议、送药上门等增值服务。检后健康管理以及增值服务的提供,不仅提升了客户服务体验,而且进一步实现了个性化的健康管理。

在"医"方面,通过远程医疗平台大象医生,消费者足不出市就能与全国名医"面对面"。据美年相关公开资料介绍,大象医生为体检客户提供了一个免费的体检报告及阳性体征的问诊平台,周一至周五分别提供不同领域的专家问诊,体检者可携带体检报告提前预约,在大象医生平台上与来自北京301医院、上海同济医院等重点医院的专家进行在线问诊、交流。

另外,通过与重点城市三甲医院合作,开设需要安排就医的患者绿色就医通道。绿色通道的开通,解决了部分患者在检查确诊后,转诊医院过程中就医慢的困扰,有助于患者赢得黄金治疗时间。

同时,与中国人保、平安保险等保险公司联手,通过美年大健康旗下的健康管理产品"美年好医生",创新开发检后重大疾病保险、复查费用保险、体检意外保险等专项保险产品,解除客户后顾之忧。据美年公开资料显示,"美年好医生"产品现已销售并服务超过10万人次,为5万余名消费者完成投保,并为近200位符合理赔条件的消费者完成了保险金赔付。2019年7月,美年大健康产业(集团)有限公司与中国人民财产保险股份有限公司再度强强联合,签订战略合作协议。双方表示:将充分挖掘优势资源,在研发、服务、营销网络方面加强合作,创新健康管理和保险保障服务。

4 携手阿里,打造平台型生态企业

2019年7月,《国务院关于实施健康中国行动的意见》(简称《意见》)印发,《意见》部署了三个方面15项具体任务,包括全方位干预健康影响因素、维护全生命周期健康以及防控重大疾病,聚焦每个人关心关注的生活行为方式、生产生活环境和医疗卫生服务问题。

较以往不同,本次《意见》体现了"四个转变",在定位上,从以"治病"为中心向以"健康"为中心转变;在策略上,从注重"治已病"向注重"治未病"转变;在主体上,从依

靠卫生健康系统向社会整体联动转变,把健康融入所有政策,掀起健康中国建设热潮;在行动上,从宣传倡导向全民参与、个人行动转变。

俞熔与管理层团队认为:健康体检行业作为疾病医疗的预防端及整个大健康产业链的入口端,具有广阔的发展空间。美年的未来应该是:打造中国深具价值的健康产业入口平台和生态级企业。

2019年11月,美年大健康迎来大股东阿里巴巴集团。阿里巴巴集团通过子公司阿里网络及其一致行动人杭州信投信息技术有限公司,获得美年大健康14.39%的股份。同时,马云作为创始人之一的云锋基金旗下上海麒钧投资中心也成为美年大健康的股东。美年大健康公告透露,美年大健康和阿里相关方将在体检、医疗药品、保险等方面开展深度合作。

4.1 基于大数据的医疗服务创新

早在2017年,美年大健康集团总裁徐可,结合质量管理理论中的PDCA循环,首创了PDCA健康服务管理流程,将P、D、C、A引入美年大健康的服务流程中,形成了检前(调研)、检中(实施)、检后(报告)、跟踪(服务)四步循环,即体检后建立健康档案,建档后实施健康干预,进一步应用科学手段调理体质,再一次进行健康复查。

引入阿里的产品和技术后,整个体检服务流程得到了质的改变:通过支付宝等产品,可以方便地进行面向个体的服务推广;体检前的服务可进一步优化,不仅体检可以通过更多的渠道,如支付宝预约,从而放大体检的入口引流,而且通过大数据赋能,有助于为客户提供个性化、针对性的体检产品。

另外,将人脸识别技术以及血液追踪、AI影像筛查,结合大数据技术应用于检验过程中,不仅可以减少人力成本,而且在个人体检方面,优势更加明显。例如,体检中心可以根据消费者前期体检情况,由系统自动推送适宜的加检项目,消费者可以在互联网终端查看、自主选择,更好地满足消费者的个性化需求,为消费者提供精准服务。

在体检后服务上,结合支付宝平台,不仅避免了让消费者下载多个App的麻烦,而且消费者可以在支付宝平台上,方便地查询并阅读体检报告。同时,可在平台上提供健康体检咨询服务,针对不同的体检人群,根据不同的体检结果,推荐销售个性化的体检和保险产品等。

4.2 技术推动的销售模式转变

据美年 2019 年年报显示,2019 年上半年,美年大健康团队体检、个人体检收入占比分别为 72％、28％。客户主要有两类:优质企事业单位和政府机构以及高收入个人客户。巨大的团队体检业务量的背后,是较高的销售人工成本。行业一直以来的营销模式是通过线下渠道进行人工推广,主要的原因来自于医疗行业的特殊性,需要企业或个人面对面地进行健康需求探讨和检查项目设计,同时对于健康意识缺乏的客户,更需要进行意识唤醒教育。大部分老百姓的健康意识相对还比较薄弱,相关医疗信息的沟通在线上较难得以有效实现。

阿里加盟后,借助阿里在数据技术上的优势,以及疫情后医疗服务、医疗消费场景的变化,公众的健康意识也在逐步提升,部分消费和活动开始由线下转移到了线上,这对未来线上医疗营销服务的开展是一个重大的契机。未来线上购买健康服务的比例会更高,这不仅可以降低企业的人力资源成本,而且与线下营销相比,整体营销费用也必然会下降。

另外,对于个人客户营销来说,通过大数据技术,美年还可以做到精准化、个性化的服务推进。历史数据的积累分析,使得美年可以有针对性地对客户做出个性化的精准推荐,而客户也可以自主选择检查项目。这不仅大大提高了营销效率,而且进一步提升了客户体验。

4.3 大数据技术引发的客户关系及管理优化

美年大健康认为:2018 年前美年的增长,得益于中国体检市场的潜力和流量红利。但在如何提高客户留存上美年还未有足够的精根细作。今天随着美年服务基数的扩大,如何通过检前、检中和检后服务来提高客户留存率,将成为企业业务进一步增长的关键。

要提高客户留存率和信任度,就必须提高客户体验和医疗质量。客户体验好,医疗质量优,客户留存率和信任度就可随之提高。

携手阿里巴巴集团后,通过大数据赋能,可提高检前、检中和检后的医疗服务质量。例如,肺癌小结节影像学筛查,人工智能可进行第一轮诊断筛选,第二轮由影像诊断医生初审,第三轮由影像诊断专家复审,第四轮影像质控中心进行质控抽查管理。从而可显著提高报告准确率,减少诊断误差。

依靠 AI 赋能后,检查将更具精准性和个性化,并且提升了效率和可靠性。对于肺癌小结节影像学筛查,医生在每天的工作中,需要大量阅片,然后写报告、描写病症,劳动强度非常大,不仅效率低,而且还可能出现漏诊、误诊等。用 AI 技术代替医生对医疗影像进行第一轮初步筛选,不仅可提高其工作效率、减少漏诊、误诊,而且降低了医生的劳动强度。美年巨量的临床和影像数据将有助于持续提升 AI 的诊断水平。

大数据技术的引入也将提高客户体验,从而进一步优化客户关系。AI 技术的引入,让医生能有更多的精力放在与病人沟通上,从而有助于进一步优化医患关系;同时,美年基于信息化的标准化操作流程的贯彻实施,也可提高医护人员的操作规范,使医疗质量进一步得到保障。另外,引入检后医疗评价反馈,病人在就诊后可以在 App 上对医生做出服务质量评价,也可促使医护人员进一步提高医疗服务质量。

在企业管理方面,美年大健康表示,阿里的组织建设和文化建设非常优秀,与美年是高度匹配的,美年有 7 万多名员工,中国超过 5 万名员工的企业有 200 多家,美年是其中之一,怎么让一个超过 5 万名员工的组织保持持续增长的动力,相信阿里的管理体系将会给美年大健康很好的赋能。

5 尾声

根据最新的美年公开资料显示:美年的目的是打造中国深具价值的健康产业入口平台和生态级企业。其内涵包括:构建健康大数据平台、远程医疗与互联网医院、精准医疗、投资平台、先进器械和职能诊断、慢性病管理平台、健康金融、专科连锁等产业的平台型和生态型企业。

这是一个庞大宏远的目标,而美年也一直按照这个构想在逐步完善,迄今为止,包括大数据平台、远程医疗与互联网医院、精准医疗、健康金融、专科连锁等都做出了相应布局,而与阿里合作之后,在包括健康大数据平台、精准医疗、数据处理等方面无疑将带来更多的突破。

美年致力于"打造专业、品质、创新一流的生态型企业,守护每个中国人的生命质量"。在阿里进入后,能否通过大数据和人工智能等技术赋能,将美年大健康打造成为一家技术型的健康管理生态企业,并持续经受住市场的考验和洗礼,我们充满期待。

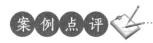

美年能够快速发展成为以体检为核心的健康管理服务龙头企业,与创始人创新思维、大胆布局不无关系,主要的启示如下。

1. 通过资本赋能,整合健康产业链,迅速占领行业制高点

随着消费者生活水平的提高和健康意识的增强,以体检为起点的健康管理产业为各路资本看好。美年决策者敏锐地意识到,如果不能很好地利用先发优势"跑马圈地",一旦失去战略先机,就需要在今后的发展中付出更大的代价。为此,果断运用资本赋能工具,通过一系列的收购兼并,迅速做大规模。再通过借壳上市,进一步扩大市场版图,迅速发展成为中国民营体检行业中市场占有率最高、营业收入规模最大的企业,从而占据了市场领导者地位。

2. 以互联网思维,构建第三方体检业务生态,为客户创造独特价值

一开始美年只是注意到了与公立医院体检中心的差异化竞争,将目标顾客定位于高端人群;后来又通过规模和技术创新与民营体检机构拉开差距。但美年后来的发展,则走出了一条独特的创新道路:以互联网思维构建业务生态,把体检作为流量入口,再通过差异化技术设备和产品,以更高性价比为客户提供全面、精准的个性化体验服务的基础上,以数据和客户资源为核心资源,延伸健康管理服务产业链,将体检服务向"检、存、管、医、保"全程保障迈进,从而开创了健康管理3.0模式。

3. 注重技术赋能,通过提高技术门槛,前瞻性构建产业护城河

传统体检是一个低门槛业务,随着第三检测机构的发展,体检行业进入门槛更低。没有自己的护城河,行业很快会成为红海。美年一方面积极引进先进设备、研究新技术,开发差异化体检服务项目,另一方面延伸产业链,与互联网企业、研究机构、高等院校开展合作研究,不断提升业务技术含量,提

高客户服务价值。2019年又通过与阿里的战略合作，寻求在体检与健康管理增值服务中广泛运用大数据、人工智能、物联网等新兴技术，以提高运营效率、降低运营成本、提高客户价值和感知度，使美年有望脱胎成为一家技术性健康管理服务公司，从而在行业中脱颖而出。

迪安诊断：创新驱动发展①

摘　要: 迪安诊断技术集团股份有限公司(简称迪安诊断)作为体外诊断领域的第三方独立医学实验室龙头企业,从公司创立至今,面对机遇和挑战不断转型,从 1.0 版的传统代理业务,到 2.0 版的诊断外包服务,到 3.0 版的合作共建模式,再到 4.0 版的产业生态链打造,既是时代的推动,也是迪安诊断在独立医学实验室领域的创新发展之路。本案例记录了迪安诊断通过技术创新和模式创新,在第三方独立医学实验室领域不断成长的过程。

关键词: 第三方独立医学实验室;商业模式创新;业务模式演化

0　引言

自 2019 年 12 月以来,武汉市短时间内发现多起病毒性肺炎病例,随之而来的"新型冠状病毒"(2019-nCoV)在全国肆虐,一时间人心惶惶,人们谈之色变、避之不及……

迪安诊断作为拥有领先检测能力和服务网络的第三方医学检验龙头机构,在第一时间响应,并展开病毒检测试剂的研发工作。

2020 年 1 月 30 日,"成功了! 我们成功了!"在一片欢呼声中,迪安诊断研制出了

---

①　本案例由浙江大学健康产业创新研究中心兼职助理研究员、浙江大学医疗健康产业 MBA2019 级学员、迪安诊断员工吴丹妮执笔撰写。本案例在编写中参考了迪安诊断企业刊物《守正出奇》《技领未来》以及公司各类历史资料,并对相关员工进行了访谈。

2019-nCoV 核酸检测试剂。研发中心从 1 月 20 日完成新冠病毒研发设计和相关性能验证工作，到成功研发出核酸检测试剂，不过短短 10 天时间。

3 月 19 日，迪安诊断与山东欣莱生物科技有限公司（简称欣莱生物）、温州医科大学共同研发的新型冠状病毒 2019-nCoV IgM/IgG 抗体检测试剂盒（胶体金法），获得欧盟 CE 组织的 DOC 证书，这标志着迪安诊断开始从国内疫情防控转战国际疫情防控。

此次试剂的研发成功，一方面是源于迪安诊断本身第三方独立医学实验室大量的标本做数据支撑，另一方面也是得到了迪安诊断构建的生态链中许多合作伙伴与合资公司的大力支持、共同协作。

作为一家主营业务为第三方独立医学实验室的企业，迪安诊断为什么能取得今天这样的成果？这就得从陈海斌本科毕业以后的创业历程讲起……

1　点的突破（1996—2003 年）

1991 年从上海理工大学科技英语专业本科毕业后，迪安诊断创始人陈海斌被分配到杭州汽轮机厂情报处工作。工作一年后，正逢邓小平南方讲话发表，不愿意在每天朝九晚五、端茶递水、扫地抹桌、论资排辈中捱过大好青春的陈海斌，毫不犹豫地跟着南下的人潮来到了珠海，寻找能够更好地展现自己价值的机会。

勤奋好学、有思想、有干劲的他，第一份工作就应聘进入了珠海达利实业有限公司当了厂长，开始了他的职业生涯。1994 年，复星集团在广州成立了分公司——复瑞科技实业有限公司（简称复瑞），从事 PCR（polymerase chain reaction，聚合酶链式反应）技术的应用推广。在同班同学汪群斌的鼓动和游说下，陈海斌正式加盟，担任复瑞的总经理。这一年，他第一次接触了 PCR 这项前沿的生物诊断技术。

为了开展业务，这个门外汉主动去深入了解和学习这项新技术，并逐步进入了角色。因为 PCR 技术新、设备贵，医院无人会操作且受经费的限制，所以采纳的医院较少。为了打开市场，陈海斌想到了一个主意。他把仪器免费放在医院，并采用由公司派技术员、医院只需出场地的方式与医院建立长期合作，公司依靠医院购买试剂获得的利润分摊人员成本、设备成本并获得企业利润。这一"合作投放模式"，对医院来说几乎无成本,所以很多医院愿意一试,业务很快在陌生城市打开了局面。

陈海斌通过对这项技术的学习、市场推广,以及与专家、老师的交流讨论,对这项技术的未来越来越有信心。他认为这是一个很大的市场,未来随着研究的发展和深入,一定会呈几何爆炸式增长。

正是基于看好该项技术的未来,在 1995 年年底,担负着家庭责任、怀揣着创业情怀的陈海斌离开了广州,义无反顾地来到杭州,与同样在这一领域的两位高中同学合伙,创立了杭州迪安科技实业有限公司,从事他已经轻车熟路的 PCR 技术的应用推广。从凑足 50 万元购买第一台 PCR 仪器投放到奉化中医院开始,持续用销售试剂所获得的利润购买设备投放医院,扩大试剂销售,到 1998 年,已经投放了 40 多家合作医院,业务非常红火。

PCR 这项革命性的技术,具有特异、敏感、产率高、快速、简便、重复性好、易自动化等突出优点;能在一个试管内将所要研究的目的基因或某一 DNA 片段于数小时内扩增至十万乃至百万倍,使肉眼能直接观察和判断;可从一根毛发、一滴血甚至一个细胞中扩增出足量的 DNA 供分析研究和检测鉴定。过去几天、几星期才能做到的事情,用 PCR 几小时便可完成。正因为如此,这项技术一经问世,就被市场广为追捧。但也正因为"新"而缺乏规范——试剂没有批文、实验室管理没有标准、从业人员缺乏系统培训,所以也非常容易成为江湖游医打着"新技术"牌子招摇撞骗,套取病人钱财的工具,因而在市场上出现了很多乱象,导致 1998 年全国各地卫生医政主管部门对该项目进行了全面清理整顿,几乎所有医院的 PCR 实验室都被封停,迪安诊断在医院的所有合作项目也被迫停止,何时能重新开放遥遥无期。这使得业务单一的迪安诊断,到头来"竹篮打水一场空",险些血本无归。幸运的是,市场和客户并没有完全放弃踏实勤奋、诚实守信的迪安诊断。医院、专家对 PCR 技术本身的肯定,以及对迪安诊断所受遭遇的理解和同情,让迪安诊断在客户的帮助下寻找到了新的机会。1998 年浙江发光免疫市场的兴起、2000 年 PCR 的重新开放以及后来跟罗氏诊断产品(上海)有限公司(简称罗氏诊断)的合作,让迪安诊断"柳暗花明",找到了新的业务机会,逐步走出了"政策风暴"的阴影,并成长为一个较全面的医疗诊断设备经销商,从事罗氏诊断 PCR 与德国宝灵曼公司的设备与试剂的销售代理业务。

2002 年的年终,业务重新步入良性发展轨道的迪安诊断迎来了"阳光灿烂的日子"。迪安诊断在总结了六年的发展历程,思考和反省了"单一业务模式"和"代理经销模式"未来的不确定性后,陈海斌提出了"以销售代理为核心业务,发展独立医学实室为增长业务,研发生产诊断产品为种子业务"的三年战略规划,并明确了"通过销售和投放模式'两条腿'走路"的核心业务发展模式。这是迪安诊断的第一个战略,虽然显得粗放,却奠定了迪安诊断实现成功转型和跨越式发展的基础。

2 线的延伸(2003—2009 年)

2.1 进军独立医学实验室

2003 年年初,在合作伙伴罗氏诊断的安排下,迪安诊断团队考察了中国香港,发现在香港竟然有 100 多家独立医学实验室,并且都经营状况良好。再回过头来看内地,那时候在离香港最近的广州有一家金域医学检验中心(简称金域诊断),已经在开展独立医学实验室业务,虽然规模很小,但也足以生存。根据 2002 年卫生统计年鉴,假设检验科在各级医院的收入占比为 8%~10%,结合当时内地一级、二级、三级医院数量以及各级医院平均收入规模测算,内地检验科市场总量为百亿级。再调研国外,国外独立医学实验室兴起于 20 世纪 50 年代,经过几十年的发展和不断的兼并重组,独立医学实验室不仅形成了一套完善的监督管理体制,而且颇具规模。当时一些大型的检验诊断集团,还不断地跨地区、跨国界发展。如日本的 BML,在全日本有 40 多家分支机构,员工达 1160 多人,每天处理 10 万份标本,检测项目超过 4000 多项。美国的 Quest 在全美有 150 家实验室,1300 个检验服务中心,每年处理标本量超过 1 亿份,执行 2.5 亿次诊断实验,年收入约 41 亿美元。加拿大的 MDs,其雇员超过 1 万人,是加拿大最大的诊断服务提供者。除了这些大型检验诊断集团外,还有许多小型独立医学实验室亦发挥着独特的作用。当时,在国外不仅有 40%以上的检验诊断业务由独立医学实验室完成,而且其市场份额还有不断扩大的趋势。以美国体外诊断市场为例,在总值 350 亿美元的市场份额中,独立医学实验室占 32%,医院实验室占 60%,内科实验室占 8%。

之所以国外独立医学实验室在体外诊断市场占比较高,是因为海外市场与中国有着一个根本的区别:前者的医疗机构很大一部分是私人诊所和小型医院,自己投入设备做检验既不可能也不经济,所以对集约化的独立医学实验室有较大的依赖;而国内的医疗机构绝大部分是公立医院,哪怕在最小型的社区诊所,也有自己的检验科。因为都是同一个"娘家",所以小医院检验科做不了的项目,也习惯于往上一级医院送,对第三方的检验机构既不信任也不习惯。所以在国内,以往就没有第三方检验机构生存的空间。

但如果分析一下中国医疗市场,一个患者从入院到出院的医疗成本,体外诊断尽管仅占 8%～10%,然而 60% 以上的临床医疗决策却依赖于这一诊断结果,支出相对低,发挥的作用却非常大。对于基层医疗机构而言,一方面由于资金、样本量的限制,不能开展相关高技术、创新的检测项目;另一方面其检测时间与检测结果又不能完全满足临床需求。随着医疗需求的日益增加,诊断需求也不断增加,三甲医院一直承担着超负荷的医学检测业务,所以基层医疗机构一直依赖上级医院也不是长久之计。通过分析,当时的陈海斌觉得这里应该有一定的商机。

深入分析独立医学实验室的商业模式和产业链,陈海斌惊喜地发现它的上下游分别是 IVD(in vitro diagnostic products,医疗器械、体外诊断试剂以及药品)厂商和各类医疗机构,跟迪安诊断已有主营业务的产业链几乎重合。独立医学实验室,似乎正是为迪安诊断量身定制的未来。

正是基于以上分析,迪安诊断在当年就正式启动了检验中心的项目筹建。

当时在国内医疗机构名录里,根本就没有独立医学实验室这一项,前置审批无据可依。从实验室选址到资质审批,迪安诊断边学习、边实践,边沟通、边改进。在浙江省政府的开明、开放和前瞻政策的支持下,迪安诊断经过 10 多道手续的层层审批,终于在 2004 年 3 月,拿到了当时浙江省卫生厅颁发的同意设置书。经过两个多月的装修,2004 年 7 月 18 日,杭州迪安医学检验中心隆重开业。

2004 年 12 月,迪安诊断在当时的卫生部临床检验中心的召集下,举办了"中国第一届独立医学实验室论坛"。这对于独立医学实验室这一新模式在国内的生根发芽,以及今后的发展壮大具有深远的意义。在当时的卫生部临床检验中心主任的鼓励和支持下,刚成立不久的迪安医学检验中心,在会后就拿到了 30 多家医院的订单。

2.2　创立独立医学实验室运营模式

迪安诊断进入了独立医学实验室业务领域之后才发现,这一领域和想象的很不一样,受政策、体制的制约非常严重。

首先,在业务项目设立上,由于公立医院在中国占绝对主导地位,每个医院都有自己独立的检验科,常规检验项目是医院的主要利润来源之一,根本不可能放出来给迪安诊断做。既然常规项目医院不愿意放,那迪安诊断就只能从客户的需求出发开展项目,并以此来配置设备、引进人才、设计流程。因此,迪安诊断刚开始时开展的项目,85%以上都是"三高一新"——高成本、高投入、高风险、新技术的项目,都是医院不愿做,或者做了可能赔本的项目。

比如PCR项目、病理诊断项目等,国家规定只有二级以上医院才允许开展,以往小医院有需要做这些项目的时候,只能往三级医院送,结果标本送上去了,病人也跟着去了大医院,从而造成了"大医院一号难求,小医院门可罗雀"的现象。而有了独立医学实验室的外包服务以后,小医院就有可能不仅留住检验利润,还留住了病人,自然乐于合作。所以几年之后,迪安诊断的PCR实验室每个月就有了两万多份的检测量,是一般大型三甲医院的10倍多,客户以二级以下的小医院或者社区卫生服务中心为主,而小型医院一般不设的病理科也成为迪安医学检验中心的主要科室。

2005年是第一个"迪安诊断三年战略规划"的最后一年,也是杭州迪安医学检验中心开业的第二年。因为客户基础好,所以一年运营下来就已经开始有盈利了。但是,"我们永远不知道明天和意外哪个会先来。"2005年6月,为积极推进城镇医药卫生体制改革,鼓励医疗技术进步,规范新增医疗服务项目和价格管理,维护医疗单位和消费者的合法权益,根据《全国医疗服务价格项目规范(试行)》等有关规定,浙江省物价局发文,要求所有医院检验项目价格降低一半。因为独立医学检验中心跟医院结算,医院检验项目收费下降,检验结算价格也必然需要同步下降。这对还未站稳脚跟的迪安医学检验中心来说,犹如釜底抽薪,刚有点盈利,立刻转为大亏。

面对这种变化,迪安诊断就好像已经骑上了虎背,要下来也不容易。幸运的是,没多久,政策这把"双刃剑"的另外一面渐渐显露出来了:由于医院的成本管理粗放,而且单家医院检验业务量规模有限,在降价之后,检验科很多原来有利润的项目也变得亏损,因此医院开始陆续把这些项目外包给独立医学实验室来做。这样一来,反而让迪安诊断得以开展一些常规项目,总体的业务量也上了一个台阶。2006年,杭州迪安医学检验中心的业绩比上年增长了100%。有了规模,就大大摊薄了成本,规模化的效益也逐步显现了出来。2006年,迪安诊断的独立医学实验室业务再次扭亏为赢。2007年,迪安诊断的独立医学实验室搬入6000多平方米的花园式大楼,成为当时全国最大的医学检验中心。

其次,在业务流程打造上,独立医学实验室模式与迪安诊断一直在做的传统代理模式有着很大的不同。独立医学实验室不仅投入很大,并且需要建立一个无缝的服务链(业务开发—标本采集—标本交接—标本运输—标本检测—发送检验报告—医院在线打印报告单—检后服务),有完善的标本物流体系、精准的检验技术平台,并保证检验结果的及时传送等。国外独立医学实验室在业务流程上多是自建标本采集网络,所以标本质量完全在企业的内控体系内,而国内只能由医院采样,分出一部分在院内检验科完成常规项目,再把需要外送的样本留给独立医学实验室。表面上只是多了一个标本交接的环节,但却给检验责任的落实增加了麻烦:标本和患者是不是一一对应?采样的质量是否符合检验的技术要求?为了建立业务闭环、保证检验质量,迪安诊断建立了专业的标本物流队伍,并相应地设置了检前质控流程,不仅自己建立严密的信息系统以规范业务流程,还帮助医院建立相应的质控和信息接口,把原来开放的环节闭合,以实现实验室和医院的无缝对接。

在迪安医学检验中心刚开业的那几个月,由于标本量少,每个客户从谈判、签合同,到样本运输、售后服务等,几乎所有的工作都由销售代表一个人完成。随着业务量的提升和几年的探索以及流程改造,迪安诊断的独立医学实验室服务建成了物流、技术、信息"三位一体"的融合体系,建立了包含市场业务开发、取样、运输、检测、发送检验报告、检后服务等完整的业务链闭环,并确立了"标准化、成本领先、管理创新"的中国独立医学实验室商业模式(标准化:服务理念标准化、质量体系标准化、技术规范标准化、服务流程标准化;成本领先:供应链成本领先、上下游整合成本领先、人力资源成本领先、内部交易成本领先;管理创新:针对质量、客户服务、财务内控、营销模式等环节的整合创新、流程创新、颠覆式创新)。

随着商业模式和管理体系的不断完善以及无缝链接、主动上门服务和完善的咨询答疑服务,让越来越多的医院逐渐接受检验外包,并与独立医学实验室建立了信任。2007年,迪安诊断的独立医学实验室开始了全国连锁化的进程,迪安诊断南京临床检验中心成立;2008年,迪安诊断在上海、北京设立了实验室;到2019年年底,迪安诊断已在全国各个省区市拥有了总数超过39家的医学检验中心。

迪安医学检验中心的业务规模成倍扩大,进一步降低了成本,提高了质量和效率,反过来又使更多的医院愿意将医学诊断业务外包给专业化和规模化程度更高的独立医学实验室,迪安医学检验中心与医院的合作进入了良性发展的轨道。

3 面的扩张（2011年至今）

3.1 试水"合作共建实验室"业务

随着行业发展的逐渐成熟及市场需求的快速增长,第三方独立医学实验室的新进入者越来越多。2004年第一届独立医学实验室论坛,到会的只有十几家,到2007年第二届论坛举办的时候,全国已经有100多家第三方独立医学实验室经营企业,并涌现出了广州的金域诊断和达安临床检验中心、杭州的迪安诊断和艾迪康医学检验中心这四家连锁化、规模化程度都较高的企业。独立医学实验室行业开始步入激烈的市场竞争阶段。

对于迪安诊断而言,如何避免与竞争对手直接打价格战,开创有自己特色的业务模式,就成为下一步发展需要考虑的重点。

2010年年底,杭州市西湖区灵隐街道社区卫生服务中心找到迪安诊断,想要利用迪安诊断的优势一起共同运营和管理检验科。2011年1月,双方达成合作协议。协议确定这家卫生服务中心除了三大常规的标本检测外,其余检验项目全部外送至迪安诊断做检测。由于迪安诊断有前沿的技术支撑,有着比三甲医院更多的检测项目,并且杭州迪安医学检验中心已得到国际最高实验室质量标准——ISO 15189医学实验室质量认可,有专业的质量保证。所以这次合作,不仅可以利用迪安诊断集约化试剂与设备采购的优势,降低该医疗机构的试剂和设备成本,利用迪安诊断的有效管理方式,提高医院检验科人员的工作效率,增加医院的经济效益,而且凭借迪安诊断专业的实验室质量支撑体系,省去老百姓赴三级医院排队检测的时间。另外因为检测报告能被其他三级医院认可,也可避免重复检查的费用,既有利于医改和分级诊疗的推行,也有利于西湖区灵隐街道社区卫生服务中心留住更多的病人。

这个项目的成功,让迪安诊断嗅到了"合作共建实验室"的业务机会,于是从2014年开始,迪安诊断专门成立了"合作共建中心"这个部门,开始做"合作共建实验室"业务模式的尝试。

出于与杭州市西湖区灵隐街道社区卫生服务中心同样的考虑,2015年,当时的温州市瓯海区卫生局，为了改变瓯海区医疗机构"检验技术低、投入大、资源浪费严重、群众不信任，未能支撑临床医疗发展，与温州市的三级医院相比较有相当大的距离"这一现状，与迪安诊断合作成立了区域检验中心——瓯海区临床检验中心，并将其全权委托给迪安诊断运营。瓯海区临床检验中心成了迪安诊断第一个区域性检验中心。这次合作后，瓯海区的公立医疗机构只保留三大常规及急诊检验项目，其他全部转入公共检测平台，临床检验中心与区内公立医疗机构自行分配收入分成，迪安诊断向瓯海区临床检验中心收取相应比例的服务费，负责投资、运营及搭建质量管理体系，在三年内完成 ISO 15189 体系认可以及协助完成三甲医院认证。合作后，瓯海区临床检验中心通过集约化采购，降低了运营成本；严格按照 ISO 15189 质量体系标准进行流水线式操作，保证了检测结果准确性；由于区域内检测报告互认，同时瓯海区临床检验中心可开展的项目远超普通三甲医院，使病人在家门口不用重复检测，就能享受到三甲医院同等的检测服务，方便了老百姓。

到 2015 年，合作共建的业务收入已经超过迪安诊断服务收入的 10%。

3.2 "合作共建实验室"业务的拓展

2015 年，随着国家新一轮医改的兴起，各级医院开始关注管理体制改革、注重提升服务质量，而合作共建模式作为第三方独立医学实验室与医院检验科之间的一种新型合作模式，既能够发挥第三方独立医学实验室的独特优势，又能满足医院在诊断方面的发展需求，在政策推动下开启了星星之火的燎原之路。

通过前期实践，迪安诊断确立了与医院合作共建实验室的基本业务思路：在医院实验室人、财、物所有权不变的前提下，迪安诊断和医院通过合作协议，由迪安诊断为医院实验室提供技术与管理方面的咨询建议和管理输出，对医院实验室的人员、场地、设备、试剂、项目、质量、服务、形象等，提供全方位管理建议并协助实施，包括提供检验外包服务、管理咨询服务、试剂及设备销售或集中采购等各类服务。通过合作，医院实验室可以有效提升诊断技术水平、质量管理水平，降低运营成本，提高实验室运营效率。对迪安诊断来说，一能显著增加业务收入（与一家医院检验科合作共建的业务收入一般为检验外包业务的 5～50 倍）；二能快速占领市场，形成龙头区域效应，并通过更长的合作周期和提供的增值服务，增加客户黏性，避免因同行价格竞争而失去客户；

三能发挥迪安诊断本身实验室运营的优势,降低医院检验科原有的运营成本,提高检验效率与准确性,实现双方共赢。

对于当地的大型三级医院,迪安诊断不仅做该院检验科的共建,还会帮助该院建立区域检验中心,即以该医院检验实验室为检测平台,为区域内医疗机构的待检标本提供集约化检测服务,以达到减少重复检查、节约资源、提高效率的目的,并实现区域内检测质量统一、检验结果互认的目的。

在具体落实中,以多年的实验室运营和管理经验为基础,结合合作共建模式具有合作周期长、服务项目多、能力要求高等特点,迪安诊断建立了"五年三阶段"增值服务体系,即:五年经历"焕新融合""发展提升""精益求精"三个阶段,从科室管理、精益运营、质量体系、技术与学科、人才培养等维度,满足不同层级医院在各发展阶段的服务需求。同时,在加强现有存量业务开拓之外,迪安诊断更加注重与地方龙头医院在区域检验方面的合作,推进区域检验中心的建设,配合医联体政策;建立多层次网络布局,在有效整合医疗检验资源、造福当地百姓的同时,助推国家"医联体、医共体"建设与"分级诊疗"制度落地,赋能医共体、区域检验中心技术和质量的提升,培育新业务增长点。

随着合作共建实验室模式从早期探索到单家医院多模式共建,再到后来的医共体、区域检验中心共建,迪安诊断的合作共建实验室业务不断发展。截至2019年年底,迪安诊断已拥有400余家合作共建客户,覆盖全国31个省区市,成为迪安诊断在医学诊断服务领域的一面旗帜。

4　生态链的打造

迪安诊断在独立医学实验室业务不断寻求突破的同时,也像竹林的发展一样,在"竹子"(独立医学实验室业务)生长的同时,因"竹鞭"(相关性)而向外繁衍"新竹"(新业务),并彼此连成一体,形成"竹林"(产业生态链),以此寻求持续的发展。

2008年,有客户偶然问起:"既然你们能做检验,那亲子鉴定能做吗?"缘于这一问,迪安诊断开始在司法鉴定领域起航。起初,迪安诊断鉴定只能做单一的DNA鉴定项目,也没有独立的办公场所。经过大半年的开拓,业务慢慢有了起色,渐渐就从只有一个鉴定项目的鉴定所,发展成为集法医学鉴定、图像检验鉴定和法医生物鉴定等于一体的司法鉴定中心。

2013年,国务院印发《关于促进健康服务业发展的若干意见》,使在2011年面对企业转型时,就曾经想尝试健康管理业务的陈海斌再次将目光转向了健康管理。恰巧此时,韩国SCL医疗财团主动找到他,希望一起合作,在中国建立高端健康管理中心做体检项目。由于这是一个新的领域,所以陈海斌先专门去韩国亲身体验了韩式体检。体验后,他认为韩国体检行业拥有成熟的体系和运营,如果能够把这套成熟体系复制到中国,为中国的中高端人群提供量身定制的体检服务,一定也是中国市场所需要的。而且健康管理涉及的功能医学和基因检测等,完全可以依托迪安诊断自有的独立医学实验室开展。于是,韩诺健康应运而生。2014年6月,迪安诊断旗下第一家体检机构——韩诺健康正式对外营业,韩诺健康全面引进韩国高端体检模式以及无痛胃肠镜技术,为中高端客户提供专业全面、深度精准、温馨愉悦的个性化健康体检、健康医疗、健康管理服务。这意味着迪安诊断踏出了B2C的第一步,开启了以"专业＋服务"为特色的高端健康管理业务。

2014年,为了转化迪安诊断研发中心多年来累积的技术成果,同时拓展迪安诊断的产业链,实现上下游联动,提升运营效率,降低运营成本,杭州迪安生物技术有限公司(简称迪安生物)成立。该公司致力于研究、开发、生产体外诊断试剂及相关设备和耗材。迪安生物的出现,为迪安诊断的产业链补上了"生产"环节。迪安生物聚焦宫颈癌防治领域,布局分子诊断和病理诊断两大技术平台,目前均已初步形成"仪器＋试剂"的格局,在2020年的新型冠状病毒肺炎疫情中也发挥了重要作用。

2015年,以迪安诊断已有的10多年检验冷链运输管理以及医疗器械仓储管理的实践经验为基础,浙江迪安深海冷链物流有限公司成立,公司的定位是:为第三方客户提供医疗冷链物流仓配一体化解决方案和温控包装、温控产品技术研究的现代化综合医疗冷链物流公司。

2016年,迪安诊断与杭州泰格医药科技股份有限公司合作成立上海观合医药科技有限公司,为临床药物开发提供高质量的中心实验室服务和生物分析服务。

2017年9月,由杭州解百集团股份有限公司、百大集团股份有限公司、迪安诊断三大上市公司联袂,以国际视野和"全人全程"的健康理念打造了杭州全程国际Medical Mall(简称全程医疗),在杭州大厦501城市生活广场正式开业,全程医疗引进12家国内前沿专科诊所,涵盖牙科、儿科、妇科、眼科、医美、中医等热门学科。同时全程医疗与浙江大学医学院邵逸夫医院达成深度合作,依托其医疗资源,开设邵逸夫国际医疗中心,开展"健康促进(体检)""国际门诊""整形美容·抗衰老"三大业务。

2017年,在时任浙江省省长李强的建议下,迪安诊断成立了基因小镇。它是一个创新创业的生态系统,有四大定位:第一是创新载体。基因小镇要集国内外健康领域顶级科研机构、高校专家学者于一体,在基因测试、精准医疗、健康管理、试剂研发等方面,起到示范引领作用。第二是创业基地。搭建生物医药研发公共服务平台,提供环境优美、政策优惠、全方位服务的生物医药众创空间。第三是科技和金融的加速器。利用母公司迪安诊断的战略新兴资源,打造百亿健康产业基金(浙江大健康产业基金由迪安诊断、通策医疗股份有限公司和创业慧康科技股份有限公司于2017年联合发起成立,是国内第一支由多家医疗健康行业上市公司共同发起的专注于大健康领域投资的私募股权产业基金),推动浙江万亿健康产业。第四是科普教育的阵地。通过基因健康科技馆的展示,让更多青少年和市民接受科普教育,开展博士夏令营课外培训课程,激发中小学生对生命科学领域的兴趣,弥补课堂教育的短板。

············

经岁月荏苒,历严寒酷暑,迪安诊断的"竹"林日益发展壮大,越发根深叶茂,始终坚持和传承的是"持志、虚心、立根、抱节"的竹文化精神和"让国人平等地分享健康"的使命······

5 尾声

2017—2019年,迎向精准医疗的潮流,迪安诊断开启了一条充满想象力的新航线:一方面,嫁接全球资源,成立合资公司,将国外最先进的技术引入国内,再研发、再生产、再提高。质谱技术推动精准诊断,"全面基因组测序分析服务"助推中国肿瘤个体化诊疗进程,携手美国约翰斯·霍普金斯医院提高病理技术能力。另一方面,勤修技术内功,通过NGS("next-generation" sequencing technology,高通量测疗技术)平台、研发中心、迪安生物、血液病实验室等,发展四大优势学科(妇幼、感染、肿瘤、慢性病)和一大重点学科(病理),并且在2019年由陈海斌牵头成立"迪安技术创新委员会",作为技术发展领航的"智囊团",致力于打造迪安诊断的"技术力"。

以精准诊断为核心、技术创新为驱动,迪安诊断聚焦基因测序、生物质谱、病理诊断,搭建高精尖诊断技术平台,汇聚多个领域的领军型专家人物,依靠自主研发、国际合作两种模式,持续开发和转化应用新技术、新产品,驶向"技领未来"的广阔海洋……

2019 年,迪安诊断实现营业收入 84.53 亿元(增长率 21.33%),净利润 3.47 亿元(净利润率 4.11%),资产负债率 52.20%。营业收入中诊断服务(包括外包服务和合作共建模式的管理输出服务)占 33.23%、诊断产品(试剂和设备代理业务)占 65.09%、健康体检占 1.26%、冷链物流占 0.29%、融资租赁占 0.14%。

迪安诊断通过 2008 年以来 12 年的布局,形成了在整个产业链上较广的布点。尽管生态链上的各个公司的业务,理论上是相互关联、相互促进的,但太广的布局,也会使得公司精力和资源分散。随着产业分工的越来越细化,迪安诊断布局的每一个版块,未来都有可能会出现一家更专业化的公司来蚕食迪安诊断的市场。在这个"大鱼吃小鱼"的社会,没有专业壁垒的"小鱼"很容易被"吃掉"。

所以,迪安诊断在打造生态链的同时,也深知除了横向扩展上下游产业链之外,对于主营业务——第三方独立医学实验室也需持续突破与发展。现有的合作共建模式,虽然可以充分发挥独立医学实验室的运营经验,提升合作医院检验科的技术和质量水平,提升运营效率,并可以为迪安诊断带来较高的服务收益和更多的代理业务销售收入。但随着试剂耗材"两票制"的普及和各地"阳光集采平台"的建立,整体降低了试剂耗材的市场价格。同时,随着越来越多竞争者的进入,其中不乏想通过"低价"来打开市场的"抢单者"。双重打压,也会使企业的营业收入和利润在未来不断下降。

迪安诊断未来的发展,是继续开枝散叶,扩大生态链,同时将产业链延伸,实现原料、生产、销售和服务的全产业链布局,积极向集中化、服务化和平台化发展?还是转向成为最专业的"医学诊断整体化服务提供商",精耕细作,把公司打造成为实验室合作共建"标杆"品牌,在此基础上,充分发挥传统代理业务、诊断外包服务、合作共建模式的联动效应,不断引领行业发展?不同的发展方向对于公司的组织架构、人员配置、资源倾向,都是不一样的布局,陈海斌一直在思索……

2020 年,随着新冠病毒检测业务的开展,陈海斌提出了"诊断技术研发及产品生产+医学诊断服务+健康管理"的三位一体战略……

附录：迪安诊断的"技术简史"①

从对标国外的研究中，迪安诊断总结出独立医学实验室的商业模式为：标准化、成本领先、技术创新。通过标准化产生规模效应，从而实现成本领先，但这种规模优势是阶段性的，要想始终走在医疗行业引领者的位置，必须要靠技术创新来驱动发展。所以，自公司成立以来，迪安诊断就在不断地寻求技术上的创新发展……

1996 年：迪安诊断创立，开展 PCR 投放业务。

1998 年：迪安诊断与德国宝灵曼公司达成浙江区域代理合作，代理生化、尿液、免疫产品。

1999 年：罗氏诊断收购德国宝灵曼公司，迪安诊断成为罗氏诊断产品在浙江的代理商。

2004 年：杭州迪安医学检验中心成立，引入罗氏诊断 P800 全自动生化分析仪、2010 免疫分析仪、Light Cycle 荧光实时定量 PCR 仪等设备，成为罗氏诊断中国区示范实验室。

2005 年：杭州迪安医学检验中心相继通过浙江省质量技术监督局的 CMA 认证（China Inspection Body and Laboratory Mandatory Approval，中国计量认证）和 CNAS（China National Accreditation Service for Conformity Assessment，中国合格评定国家认可委员会）组织的 ISO 17025 实验室认可。

2006 年：引进欧蒙医学诊断（中国）有限公司的自身免疫性神经系统疾病检测服务项目，开设荧光免疫室；增设病理科，开展组织病理、细胞病理、免疫组化及部分特殊染色项目。

2007 年：迪安诊断研发中心成立，建立定性 PCR、毛细管电泳和核酸杂交技术平台，进行病原体核酸快速检测试剂的开发。

2008 年：迪安诊断的检验实验室引入染色体核型分析系统，组建细胞遗传室；研发中心成功开发人乳头状瘤病毒基因分型和乙肝病毒基因分型及耐药检测试剂。其中，人乳头状瘤病毒基因分型检测试剂获"2009 年西湖区十大科技创新项目"；迪安诊

---

① 资料来源：陈建波等.医学独立实验室的发展及其在医疗市场中的作用[J].中华医院管理杂志，2003（11）：679-680.

断被科技部火炬高新技术产业开发中心认定为"国家高新技术企业"。

2009年：上海迪安医学检验所（简称上海迪安）通过CNAS组织的ISO 15189认可；杭州迪安医学检验中心细胞遗传室发现第1例世界首报异常染色体核型。目前迪安诊断已成功申报6例世界首报异常染色体核型。

2010年：上海迪安成为上海世博会国家认可医学实验室；迪安诊断研发中心获得"迪安分子诊断省级高新技术企业研究开发中心"认定。

2011年：杭州迪安医学检验中心引入核酸自动化纯化、荧光定量PCR平台；迪安诊断成为"宫颈癌国际研究项目病理合作实验室"，承担"十二五"国家科技支撑计划课题"基于物联网技术的检测标本快速传输及监控系统"的研制。

2012年：迪安诊断获得"西湖区政府质量奖"，开展浙江省首个由独立医学实验室主办的省级检验医学类继续教育项目。

2013年：迪安诊断获得"杭州市政府质量奖"，并首次举办国家级Ⅰ类学分继续教育学习班。

2014年：迪安诊断成为国家第三方高性能医学诊疗设备应用示范中心；迪安诊断首个产品转化基地——迪安生物成立；上海迪安通过CAP（College of American Pathologists，美国病理学家协会）认证；迪安诊断研发中心引入液相串联质谱（LC-MS/MS）、NGS平台。

2015年：迪安诊断成为国家首批肿瘤诊断与治疗项目高通量基因测序技术临床应用试点单位；杭州迪安医学检验中心成立FISH科室，开展实体瘤检测项目。

2016年：迪安诊断成为国家首批基因检测技术应用示范中心。

2017年：居罗氏诊断流水线亚洲规模第一的实验室入驻迪安诊断产业基地，实现全流程实时及远程控制、数据双向传输、报告智能审核等功能；杭州凯莱谱精准医疗检测技术有限公司（简称凯莱谱）成立，专注于临床质谱技术的研发、转化及服务；与美国约翰斯·霍普金斯大学合作的国际病理会诊中心成立；参与的精准医疗项目获得"十三五"国家重点研发计划重点专项；荣获浙江省政府质量奖提名奖。

2018年：迪安诊断自主研发的HPV核酸分型检测试剂盒、HBV核酸定量检测试剂盒获得医疗器械注册证；与FMI（Foundation Medicine，Inc.）合作的迪安肿瘤精准诊断实验室建成，推出国内首款肿瘤全面基因组测序分析服务产品；凯莱谱—Metabolon代谢组学实验室成为Metabolon在亚洲首个通过完全认证并唯一授权的实验室；由迪安诊断与丹纳赫集团旗下SCIEX中国全资子公司共同成立的浙江迪赛思诊断技术有限公司 GMP 厂房投产，对 SCIEX 公司的串联质谱技术与产品进行转化；与国家卫健委人才交流服务中心联合举办"全国遗传咨询培训班"。

2019 年：迪安生物的金迪安荧光定量 PCR 仪获得医疗器械注册证；由迪安诊断与国际化优秀团队共同组建的创新型分子诊断技术公司——浙江迪谱诊断技术有限公司（简称迪谱诊断）GMP 厂房投产，迪谱诊断—Agena 飞行时间核酸质谱应用示范中心成立，DP-TOF 核酸质谱分析系统入选浙江省重点高新技术产品开发项目；凯莱谱通过 CAP 认证。

2020 年：迪安诊断成功研发 2019-nCoV 核酸检测试剂；与欣莱生物、温州医科大学共同研发的新型冠状病毒 2019-nCoV IgM/IgG 抗体检测试剂盒（胶体金法），获得欧盟 CE 组织的 DOC 证书（document of compliance，安全符合证书）。

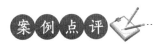

案例点评

迪安诊断抓住机会，切入第三方独立医学实验室，联合各方合作伙伴，持续进行商业模式创新与探索，从而成为行业的领先企业。其主要做法如下。

1. 与时俱进的业务定位观：从补位、错位到替位、越位

在中国的医疗服务以公立医院为主的格局下，民营医疗服务机构进入该市场，在进行业务选择时，要能够正确、客观地面对现实，与公立医院进行差异化定位。特别是第三方医疗服务企业，更不能与公立医院"抢肉"吃，而要从客户价值大、阻力少的业务开始介入，并随着环境、需求、实力的变化，及时进行动态调整。迪安诊断的业务发展定位四部曲是：

• 补位：首先做客户自己做不了的事。如 PCR 检测技术刚出现时，由于技术新、设备贵，多数中小医院都做不了，迪安诊断采用免费提供设备、业务收益分成的商业模式，使医院可以不投入、无风险地开展业务，从而迅速打开了市场，获取了第一桶金。

• 错位：做客户不擅长做、不愿意做的事情。不是与公立医院竞争，而是为公立医院服务。迪安诊断独立医学实验室刚开始时开展的项目，85％以上都是"三高一新"——高成本、高投入、高风险、新技术的项目，都是医院不愿做，或者做了可能赔本的项目，只有这样，才能在医院检验业务中获得一席之地。

• 替位:做比客户做得好、做得快、做得省的事情。取得客户信任之后,专业人做专业事,迪安诊断与医院合作共建或托管实验室的业务策略就是:在医院实验室人、财、物所有权不变的前提下,迪安诊断和医院通过合作协议,由迪安诊断为医院实验室提供技术与管理方面的咨询建议和管理输出,对医院实验室的人员、场地、设备、试剂、项目、质量、服务、形象等,提供全方位管理建议并协助实施,包括提供检验外包服务、管理咨询服务、试剂及设备销售或集中采购等各类服务。通过合作,帮助医院降低检验运营成本,提高检验效率与准确性,同时增加自己的营业收入,增强客户的黏性,实现双方共赢。

• 越位:做客户不能做的事情。按照产业生态链的思维,迪安诊断开拓了公立医院一般不会涉足的司法鉴定、冷链物流、诊断技术开发与生产、健康管理、投资等全产业链业务,构建了可持续发展的业务生态圈。

2.以"追求相关利益者价值最大化"为基点,进行业务模式创新

无论是送设备卖试剂,帮助医院无风险、低成本地开展新的检测业务,还是利用独立医学实验室的技术与规范优势,率先开展高成本、高投入、高风险、新技术的检测服务项目,以及发挥自己的技术与管理优势,合作共建医院实验室,促进分级诊疗与区域检测中心的开展,迪安诊断在进行业务模式的创新过程中,都遵循了"追求相关利益者价值最大化"的基本原则,不仅支持了政府的医改政策推行、匹配了医院的需求、便利了民众,体现了企业的社会责任与担当,也为创新的业务模式的顺利推进和发展奠定了基础。

3.技术迭代与模式创新交替进行、螺旋发展

从案例描述和迪安诊断的"技术简史"来看,迪安诊断自成立以来的发展,一直是通过"模式创新"与"技术迭代"双螺旋不断的转换来驱动发展。当模式创新遇到瓶颈时,就通过迭代技术寻找新机遇;当技术迭代遭遇"天花板"时,就依靠模式创新重新开辟其他"赛道"来发展技术。

另外,迪安诊断结合健康服务业的特点,利用民营企业机制灵活和上市公司品牌资源与资本实力,创新性地采用了独特的"竹林"模式拓展业务:在促进"竹子"(独立医学实验室业务)生长发展的同时,沿着"竹鞭"(相关性)向外繁衍"新竹"(新业务),以期彼此连成一体,形成"竹林"(产业生态链),实现企业的可持续发展。

医疗信息技术服务篇

微脉:本地化一站式医疗健康服务平台①

摘 要:多数"互联网+医疗"企业为医院提供用户在线预约、挂号、支付、报告查询等互联网服务时,都面临内容同质化问题,难以形成差异化优势;同时,医疗服务的特殊性,不允许医院通过目录外服务项目向用户收取费用。另一方面,"互联网+医疗"的美好前景,让企业纷纷"不惜代价","烧钱"抢占医院的互联网入口。喧哗过后,终归要回归商业的本质,如何产生收入? 如何让企业可持续发展? 微脉,一家"互联网+医疗"的后起之秀,只用四年多的时间,尝试了为医院建设互联网平台、在线轻问诊等各种模式,一路走来,初步探索出了一条差异化的路径——在三四线城市布局,以"农村包围城市"的方式,通过构建本地化一站式"互联网+医疗"服务平台,形成了多方共赢的"互联网+医疗"商业模式。

关键词:互联网+医疗;商业模式;本地化

0 引言

2018年9月,微脉拿到了千骥资本领投的3000万美元B轮融资,暂时缓解了企业资金紧张的问题,让裘加林带领的创始团队稍稍缓了一口气。获得B轮融资,对于当时业务快速发展的微脉来说,实在是太重要了。看好微脉的"互联网+医疗"布局的千骥资本,结合自己多年深耕医疗领域投资所积累的行业经验,帮助微脉梳理出企业

---

① 本案例由浙江大学健康产业创新研究中心兼职助理研究员、浙江大学医疗健康产业MBA2017级学员陶丽萍执笔撰写。

的竞争优势——"三四线城市布局,占领了多个城市的互联网医疗入口"。与此同时,也对微脉提出了新要求,"是考虑营业收入问题的时候了"。可持续发展的商业模式一直是"互联网＋医疗"企业发展的关卡,也是一家企业要活下去绕不开的难题。微脉作为行业的新兵,怎样才能解决创收难题呢?

1 "互联网＋医疗"业务悄然升起

微脉与"互联网＋医疗"的渊源要追溯到 2015 年。当时微脉的创始团队还在国内的一家创业板上市集团内,服务内容是老本行——"医疗信息化项目"。一次偶然的机会,团队参与了杭州富阳区政府招标的"先看病,后付费"项目建设。在当时的就医环境下,在看病过程中,每一个环节都需要先交费。检验要先交检验费,拿药要先付药费;老百姓看一次病要反复去交费窗口排队交费,效率十分低下。医院也尝试通过增加收费窗口的办法,来缓解排队缴费的现象,但是收费窗口的增加,直接增加了医院的运营成本;另外,由于场地和人员的限制,增加窗口数目有限,并且随着高峰交费时段的结束,收费窗口使用率很低,传统门诊流程如图 1 所示。

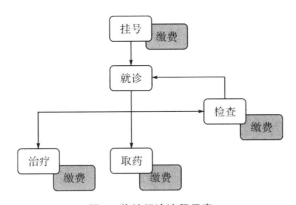

图1 传统门诊流程示意

"先看病,后付费"惠民项目,是富阳区政府为了进一步推动公立医院改革,提高医疗服务效率,方便群众看病就医的具体措施:以参保人员的医保信用做担保,在看病结束后,离院前进行一次性结算;或者离院后,三天内到附近社区去付费;同时规定了违约责任,如进入医保黑名单,不能使用现场结算等。这个措施,免去了看病过程中多次交费的麻烦,缩短了整个就医时长,提高了医院的接诊和服务能力。

富阳总共 70 万人口，仅用了几个月左右的时间，使用该 App 的人数就超过 10 万，最高时用户数约 20 万；从互联网 App 产品的视角来看，以低成本快速做到了高渗透、高频度使用，是一款非常成功的 App。

该项目是富阳区政府便民服务招投标项目，建设经费由政府支付，项目由公司建设，后续 App 的所有权则归富阳区政府。一切看起来都很顺利。然而进入项目维护阶段后，马上遇到了问题——App 无运维计划。政府这边没有可投入的持续运营经费，对从事项目型建设的公司来说也不知道如何运营，后续运营收入从哪里来。那时大家都比较迷茫，在运维经费不能保证的情况下，这个项目后续怎么办？团队未来还做这样的项目吗？

机缘巧合，项目在设计上的创新，便民的效果，良好的用户口碑，吸引了媒体的目光，媒体做了很多报道。阿里健康的董事长吴泳铭看到后，对这个项目非常赞赏。当时的阿里健康正在为如何发展更多的平台用户发愁，而这个仅在一个区域解决一次性便利支付功能的 App 上竟有 10 万多的用户，并且 App 用户推广的成本接近于零，用户活跃度很高，使用频率也很高，同时还可以获得用户的健康数据，完全符合阿里健康理想的"互联网＋医疗"模式，阿里健康提出直接投资。最终经过协商，创始团队接受了吴泳铭名下基金投资的方式；与此同时，这个项目也被原腾讯电商控股公司 CEO 吴宵光看好，他随即决定以个人名义投资，投资额与吴泳铭相近。

获得了天使轮投资，项目团队创立了微脉。选择的业务模式主要是复制富阳的"先看病，后付费"模式。但是在实际运作过程中，还是遇到了一些意想不到的问题：当地决定是否上此类项目，涉及两个部门——医保部门以及卫生和计划生育委员会，而这两个部门分属两条线。要使项目顺利实施，就需要政府对这两个部门进行统一协调。政府资源（不可控资源）将成为模式推广的瓶颈。另外，微脉也做了一些市场调研，发现已经有一些类似的平台、类似的项目。当时市场上最有影响力的是微医，其服务内容与微脉想做的非常相似，模式也差不多，唯一的差别就是支付方式。当时团队一直在思考：要不要沿这个模式走下去？一方面，盈利模式看不清楚，干这个事情目前看是不挣钱的；依照富阳走政府拨款的模式，政府要立项，走招投标流程，微脉未必能中标；即使中标，也有各种不可控因素，可能导致回款速度非常慢。但另一方面，当时也没有更好的其他选项，可能也可以和微医一样，先不考虑营业收入，先占领市场，积累用户，扩大用户基数，再考虑盈利模式。

边做边看中，微脉观察到了一个现象：网上购物，老百姓会马上想到"购物上淘宝"，但是网上挂号并没有公认的线上入口。"互联网＋医疗"挂号应用市场并没有统一，在杭州，就有市民卡、浙江在线、微医挂号、省预约挂号平台、各个医院自己的App等好几种渠道，还有一些老百姓根本不用互联网App，还是习惯于直接到现场去挂号。其他城市一圈调研下来，情况基本都类似。经过这一番深入研究，微脉发现挂号应用市场还没有形成稳定的格局，这个方向还是有所为的。

此时，公司已发展到了30多个人的规模，主要成员以医疗信息化技术人员为主，还是项目式的经营思维，不懂互联网运营。创始团队的陈总坦言"让我们烧钱，都不知道怎么烧"。互联网运营不同于传统项目式运营，平台最宝贵的资产是用户和数据，运营需要对用户群体进行有目的的组织和管理，增加用户黏性、提高用户使用频率、培养用户忠诚度，还需要对产品和市场数据进行分析，以保持对用户和产品的敏锐观察。为弥补微脉在互联网运营上的短板，投资人推荐了一些互联网行业的人才加入了微脉。

2016年，微脉启动了A轮融资，由经纬资本领投。当时微脉运营的城市已经有20多个，但是还没有盈利项目，创始团队也直言看不到盈利的方向。公司估值的依据只有用户和覆盖的医院，依据ROE(return on equity，净资产收益率)来衡量的话，传统投资不敢投；只有尝过互联网项目甜头，了解互联网模式特点的投资人，才敢来投。经纬资本在互联网行业是有投资经验的，因此只用了很短的时间，对微脉的投资就确定了下来。同时，经纬资本对微脉的发展也提出了要求：进一步扩大市场，由20个城市发展到50个。

此时微脉的主要业务模式还是富阳模式。在规模上，致力于打造城市级的"互联网＋医疗"全流程支付平台，向区域用户提供预约挂号、报告查询、全流程支付等服务，通过微脉的平台将用户与医院、医生连接起来；但是在业务拓展模式上做了一些调整：以前一直是通过当地政府进入医院服务，发现涉及费用问题，还是需要医院同意。例如做手机支付服务，必须要和医院财务科去谈，医院同意了才行；否则，即使上级主管部门同意了，医院不同意，也做不下去。由此，微脉的业务拓展策略由政府路线转变为"龙头医院"路线：把在一个地方的经营重点，放在与地方龙头医院合作上，致力于把本地最大的医院服务好，从而占到本地就医流量的60%～70%，而不追求将本地全部医院都纳入平台，两种路线利益相关主体对比如图2所示。不同的拓展路线，相关利益主体也有很大的不同。相比较而言，"龙头医院"路线的主要利益主体集中于医院内部。此外，微脉首次提出了公司"辅助医院"的战略定位：通过互联网手段,从时间、空间、内容等维度上延伸医院服务的范围。在公司营业收入来源上,微脉仍在继续摸索中。

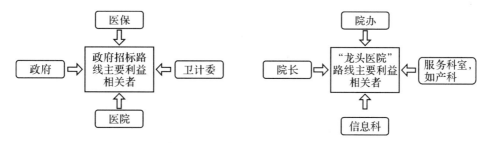

图2 政府招标路线与"龙头医院"路线利益相关主体对比

2 机会就在灯火阑珊处

时间来到 2017 年,微脉的"互联网+医疗"业务扩展到了更多的城市,并有选择地在某些城市做深度运营,在平台上连接区域内的更多医院。例如 2017 年 3 月,微脉与金华市中心医院在"最多跑一次"互联网便民应用方面,开展了深度合作,为其提供预约挂号、分诊叫号、智能导诊、移动支付、健康咨询、药品配送、网络门诊、病历复印等就诊服务,并与金华市中心医院(集团)合作打造区域医联体互联网医疗平台项目,覆盖市中心医院、市妇幼保健院、金西人民医院、磐安县人民医院等多家医院,开展远程视频门诊/会诊、移动就医、云影像等协同应用。

同年 8 月,基于平台积累的医生和病患资源,微脉启动"医患链"项目,开始构建"基于信任的医患连接",提供在线付费咨询、一问医答等互联网轻问诊服务。创始人裘加林将此时的微脉运营模式总结为本地的"微医+支付宝+好大夫",提供了从预约挂号、报告查询,到多场景支付,再到线上医生问诊的服务,实现了三者功能的集合。

伴随着业务范围的扩张,比以往需要更加资金的投入,也就是"烧钱"的速度更快了,而期待中的 B 轮融资因为各种原因进度缓慢。在团队的努力和坚持下,时间来到 2018 年,三年的时间,微脉服务延伸至 17 个省区市 70 余座城、500 多家合作医院。与之前的投资方相比较,此次微脉更加有针对性地选择了对"互联网+医疗"行业比较熟悉的投资方,这次他们找到了千骥资本。千骥资本专业从事医疗健康及生命科学领域的投资,很看好微脉未来发展的前景。微脉的三四线城市发展战略以及基于本地化的服务模式都得到千骥资本的认可。2018年9月,微脉获得由千骥资本领投的3000万美元的B轮融资,附带着投资方的要求:微脉要考虑营业收入的问题了。这个一直困扰诸多"互联网＋医疗"企业的问题,多年来微医、春雨医生等行业里的先行者们,都还在探索中,作为后起之秀的微脉能否交出满意的答卷呢?

微脉的互联网轻问诊模式结合本地化的优势,用户在线上咨询的是自己曾经面对面看过病而且满意的医生,跟单纯从线上认识的医生相比,具有更好的信任基础;而且从线下到线上,医生对患者的服务保持了连贯性,服务结果可以更容易地得到用户的认可。这样运作一段时间后,微脉的运营团队发现用户规模达到一定数量后,就很难再提升上去。

带着问题,微脉团队决定研究看看"互联网轻问诊"老大哥"好大夫在线"是怎么做的。在调研中发现,"好大夫在线"也同样遇到了用户规模的瓶颈问题:到达月均到访患者七八千万的规模后,用户数便停止增长了。

看来单一依靠在线轻问诊服务,并不能达到企业营业收入上的期望。还能干些什么? 多年医疗服务行业的摸爬滚打,让微脉深刻地理解了该行业的痛点:最好的医生在公立医院,患者也信任公立医院,但是,公立医院只有医疗没有服务,因为服务不能收费。微脉的陈总开玩笑似地打了一个比方"就像70年代的国营餐馆,等待时间长,服务态度不好"。裘加林他们就想,有没有可能通过创建"公立医院的医疗＋微脉的服务"这样一种模式,来克服现行医疗服务行业的痛点,从而也为微脉创造出一个获得营业收入的机会? 微脉深知医疗服务的主体是医院,自身提供的服务只能是医院医疗的延伸,需要把自己的业务边界设定为不与医院争业务,不与医院起冲突,而是辅助医院利用互联网技术,拓展医疗服务的时间和空间,做好诊前、诊后的精准服务,通过好服务来增强合作医院的医疗业务竞争力。

新的商业模式想好了,但在具体落实的时候,马上又面临新的问题:在围绕医疗的众多服务中,具体做哪一块? 哪一块最有"钱景"? 微脉带着这个问题,边继续原来的业务,边思考。

机会总是留给有心人。一次偶然的机会,为微脉苦苦思考而未能解决的问题,打开了一扇门。微脉在台州医院做互联网医院服务时,医院推出了一个产科VIP服务套餐。该套餐最大的卖点,是包括了孕期12期产检的费用,从始至终由同一个医生服务,不用每次排队挂号,并且医生可以提供线上咨询服务,套餐售价2000多元。台州是沿海城市,经济发达,依据市场定价和用户需求来看,这个 VIP 服务包应该很受欢迎才对,现实却是卖得不温不火。经过一番调研,微脉发现了这个服务包存在的"问题":医生没有积极性。因为每个 VIP 服务包,医生服务 5 个月,只能获得很少的补贴。医生不积极,导致的直接结果是这个套餐并未让服务对象体验到"VIP",实际感受与当初购买 VIP 服务包时期望的服务相比,有很大落差。医院也曾想提高对服务医生的激励,给医生多一些补贴。但发现这个办法不可行,因为医院的 VIP 服务包价格要通过物价局审批,限定了服务包的价格调整空间。更高的价格审批通不过,物价局能批的这个价格,除去挂号费,再加上医院其他成本,留给医生的激励空间已非常有限;除此之外,医生提供线上咨询的途径是通过微信群,将自己服务的用户拉在一个群里,这种模式也存在如下问题:医生沟通工作量大,而用户隐私得不到保护。如果要求医患之间一对一沟通,则医生工作量更大、效率更低。与此同时,微脉对需求方也进行了调研,发现产妇很需要更多优质的服务,并且愿意为优质服务多付费。

这让微脉嗅到了商机,产科 VIP 服务包显然是有强烈的市场需求的,问题出在服务方。那么,有没有办法提高医生的积极性呢?有没有办法做到医院、产妇、医生、微脉多赢呢?微脉可以提供什么样的平台服务达到上述目标呢?微脉对该现象进行了更深层次的剖析,发现医院 VIP 服务包火不起来的最根本原因是体制原因——没法市场化经营、自主定价,也不能完全实施"多劳多得、优劳优得"的分配。医院分配不是按劳分配,而是按科室分配、按资排辈分配,这种分配方法,影响了为产妇直接服务的医生的积极性。微脉认为服务质量与医生能获得的收益有很大的关联性,收益越好,积极性越高;如果医生不能从这个服务包中得到好的收益,就没有什么积极性去做这个服务。除此之外,还有一个重要原因是缺少专业的连接医生与服务对象的线上工具,用以实现在线用户咨询、报告解读等功能,而研发此类工具又恰好是微脉所擅长的。

基于上述调研和分析,微脉向台州医院提出对医院 VIP 产科服务包进行改造,将其升级成"互联网+孕产"一体化服务包,使得孕妇能方便地接受医疗服务,有需求时能随时随地与医生团队进行沟通。升级后的服务包售价由原来的 2000 多元提高到 5000 元左右。服务方式上,由微脉与用户对接。对服务不满意的用户,可以向微脉投诉,要求更换医生服务团队,由微脉来保证医生服务的质量。循着以提高医生收入为切入口,提高医生工作积极性和改善服务质量的思路,微脉设计的方案是,升级版服务包收费中，一部分用于医院的挂号费和检查费等，另外一部分直接划一定比例给绑定的服务医生。

试运营一个月，原来 2000 多元的服务包只卖了 2 个，升级版的服务包则卖了 60 个。这次探索，证明了公司化运作的服务产品符合市场规律，更能满足多方需求，微脉感到"医院医疗＋微脉服务"这事可行。

3 本地化服务风生水起

2019 年 5 月，微脉引入 IDG 资本进行 C 轮融资，投资方深刻地理解"互联网＋医疗"企业的商业模式对企业可持续发展的重要性。同时，对于达到 C 轮融资的微脉来说，这也是不得不面对的问题。

微脉进行了深入的思考，现有医院的流程优化都是站在医院管理的角度，为了达到医疗更加安全、医疗效果更加有效的目标，那么微脉就从提升患者体验的角度，做好医疗的辅助服务，从而与医院双方互补。台州医院的初次尝试成功，也让微脉更加坚定了自己的定位，坚持本地化、一站式、分层级服务的发展方向。

在专科选择上，微脉考虑的方向主要有产科、儿科和皮肤科。以产科为例，围绕分娩环节，平均支出约为 1 万元。2018 年，我国新出生婴儿 1500 万人，有非常大的市场空间；并且，结合我国传统文化以及多年计划生育的影响，现在的家庭很愿意为了产妇和胎儿的安全、健康、舒适，支付更多的费用。尤其对于沿海经济发达地区，这种需求更为强烈。结合在台州医院销售 VIP 服务包的经验，从解决刚需入手，找准痛点：产妇希望每次产检不用为挂号发愁，希望能找到专家为自己服务，希望孕检周期内看的是同一个医生，希望有问题时可以及时咨询医生，希望减少去医院的次数，希望每次产检在医院花费的等待时间尽可能短，希望在医院里有人指引；等等。针对这些需求，微脉重新设计了产检套餐包：一次性挂好 12 次产检号，结合穿戴设备远程监控，利用 App 进行线上沟通；产妇做完产检后，不用等待拿报告，医生可以通过互联网 App 在线解读报告；远程胎心监控，产妇在家做，将监控的记录上传到 App 医生端，同时，为了减少风险，对监控数据做了预分析，对声波进行初步判断，有没有风险，需不需要医生马上介入，如果没有风险，医生可以在方便时查看，如果有风险，就需要马上通知医生;晚上时段,直接把报警设备放在护士台,值班人员可以及时发现高风险提示,联系医生;开设按照孕周的相应线上课堂,传授孕期相关知识以及一些常见问题的处理方法;在医院设置 VIP 休息室,提供陪诊服务;等等。微脉将这一系列服务,打包成“一站式服务包”提供给需要的产妇。“互联网＋孕产”一体化服务包尤其对高危孕产妇更有帮助,一旦有异常发生,产科专家、助产士等组成的医疗团队可以在第一时间予以协同处理。

经实践观察,10 个产妇中,有两三个会购买此服务包,购买概率是 20％～30％。对于服务包的价格,依据用户选择的是主任医生、主治医师级别不同而不同。对用户来说,一般首选的是在医院时接待的门诊医生。全孕期一站式服务包是将一系列服务进行打包组合,包括医院提供的服务、医生提供的服务和微脉提供的服务。在分配上,也相应地包括这三个部分。医生提供 5 个月服务,收取一定的服务费;医院方要收 12 次的挂号费用;微脉的服务像产妇课程、陪诊服务、胎心监控仪器(产妇租用)、医院 VIP 休息室内的茶水点心等,也收取一定的费用。

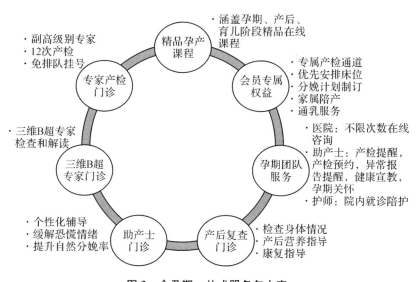

图 3　全孕期一站式服务包内容

服务包的推广渠道主要有两种:一是通过医生,医生把微脉的资料放在桌上,将 VIP 服务包推荐给有需求的产妇,如产妇希望和产检的医生建立随时联系时,医生会推荐产妇购买服务包,在 App 上联系医生。广告打出去了,但要做到应对随时可能到来的在线咨询,团队着实担心过医生的时间占用问题,捏着一把汗启动运营。运营一段时间后,发现事实上产妇更喜欢面对面与专家沟通,产检的频率也保证了与医生会面的间隔不会太久,一个礼拜一个人最多也就一两次线上咨询的频率,医生也是可以接受的。二是通过护士台，产妇在医院建大卡时，根据产妇的需求，护士对服务包做推荐，如果推荐成功，也会有相应的奖励，这样护士的积极性也很高。通过这两种模式，差不多每单销售费用只占服务包总价的 2％。参考阿里健康 2019 年第二季度财报中披露的营销费用（营销费用占销售额的比例）占比 8％～9％，以及 e 转诊平台向民营医院收取的转诊费用占转诊患者总花费的 5％～30％，微脉的获客成本在行业内算是很低的了。

在降低药占比、提升医生服务价值的政策导向下，微脉的服务包让医生通过自己的优质服务，获得阳光下的合理收入，极大地提高了医生的积极性；医生积极性提高了，服务品质上去了，产妇的满意度也提高了，服务包在本地的口碑就提升，销售量就进一步提高；同时由于服务包是全自费，也节省了医院医保费用，实现了医院、医生、护士、微脉、产妇多方共赢。

类似 VIP 孕产服务包，微脉还与医院合作开发了其他的方案，如流产方案、日间手术之类的。这类服务的特点是：在医院里的时间短，但前期需要做很多准备；术后回到家中，还有诊后护理的问题。在诊前、诊后的环节，就存在很多服务的机会，如选定专家医生、用户隐私保护、有不适随时线上问诊等。微脉针对这些需求开发出的服务包，用户购买的比例也很高。

但也有一些项目做得不是很成功，例如慢性病管理包。一方面，反映了老百姓对医疗健康的认知现状：重治疗，不注重预防；更在意医疗，而不注重平时的健康管理。慢性病管理，不同于治疗，情况也不紧急，常常引不起重视。另一方面，是由于支付问题，微脉的服务包都是自费的，慢性病的人群大多是中老年人群，在费用上相对敏感，并且需要长期服药、检查，因此更加倾向于选择在医院就诊，使用医保支付。

还有一些医生主动提出开发的服务包。例如，骨科术后康复，病人同样期望离院后，还能继续与住院时的就诊医生保持联系，得到医生对于康复的专业指导，并随时可以向医生咨询康复过程中的疑惑。医生了解到病人有这样的需求，又看到同事通过院外的延伸服务获得了可观的合法收入，会主动提出与微脉合作。

微脉的主要人员构成是研发和运营，还包括一些子公司渠道管理人员。总部负责信息平台开发、产品研发以及运营模式设计；新产品研发后，先由总部在试点合作城市验证产品的可行运营模式，再在各地推广开来；产品研发的渠道也可从下而上，由实际的需求来推进产品的研发。平台的产品分两类：一类是给用户用的；一类是给运营用的，用于用户使用次数核销、中间的服务通知等。

拓展模式上,微脉采用渠道模式,成立了 15 家本地化运作子公司,通过与当地和医院、医生有密切交往的渠道合作,在本地开拓市场。本地的强关系十分必要,因为与医院谈是否可以推广微脉模式,医院信息系统是否能打通,都需要紧密的信任关系。微脉陈总介绍说,"与前两年医院对'互联网＋医疗'第三方平台的接纳态度相比,现在医院的态度还是很开放的。"一方面,通过第三方互联网公司,帮助医院提高了互联网预约、挂号、转诊、病案传递等服务能力,提升了医院整体服务效率和"最多跑一次"的品牌形象,对医院来说是非常欢迎的;另一方面,医院对于额外提高医生阳光收入的合法渠道也持支持的态度,因为这可以帮助安稳医生的情绪,留住医生,让医生安心在医院工作;同时微脉服务包全部是用户自费购买,也不占用医院的医保费用额度。

从营业收入的角度,产科的服务具有典型意义,营业收入占比最多,其他的服务包单量小,还没有产生显著的营业收入。假设一家医院一天卖 4 个 VIP 孕产服务包,那么一天就有 2 万元左右的收入,一年的营业收入可以达到 700 多万元;加上其他服务,一家医院的经营目标是做到 1000 万元的营业收入。中国有 2 万家医院,地区间经济水平差异大,对医院要进行筛选,要看老百姓是否有意愿、有能力购买服务包。微脉的目标是做上 100 家医院。

2018 年,微脉做到了 1 个多亿的营业收入。

4 未来可期

微脉现在的核心营业收入——基于"互联网＋"的创新服务还刚起步,很多的服务环节尚未完善,还有很多的机会。

(1)居家月子服务包。连接医生、护士、营养师和月嫂团队,医生到家做产后随访,护士上门做育婴指导,营养师配月子餐,月嫂在家 24 小时照护产妇和婴儿。居家月子服务包的优势如下:让产妇既得到专业的服务,又可以享受在家的安心;将医院的服务延伸到了产后,延伸到了家里,并且整体费用比在月子中心要低;考虑了服务人员的风险,服务包配备商业保险,用以解决或许会出现的与用户的理赔纠纷,让服务团队无后顾之忧。目前考虑的产品定价为 2 万元,依据医院产妇 3%～5% 的购买比例,粗略计算一天一单,那么一年这一块的营业收入就有 700 多万元。

（2）母婴线下服务"喜脉"店。开设线下的母婴店，一方面作为用户的导流入口，另一方面，将产后服务的服务时间和范围进一步延长。母婴店提供婴儿用品、婴儿游泳、婴儿洗澡、产妇康复、产后用品等，婴儿生长评估服务在未来也考虑加入。目前这一业务已经在金华、富阳等地开始尝试。

（3）"我的医生"。用户在线下看病挂号后，微脉平台上，会自动将医生与用户关联起来，用户可以在微脉平台上发现医生提供的很多其他服务包，依据对用户情况的了解，做定向的精准服务推送，挖掘更多用户的需求。

（4）"医生经纪人"。多点执业的开放，也让医生有了培养自己"粉丝"的意识，随着平台用户和医生使用的积累，越来越多的信息沉淀在平台上，通过平台，医生了解自己的病人，积累自己的口碑，不管在哪个执业点流动，都可以和自己的病人链接，微脉平台可以开发医生群体的"经纪人"服务。

（5）医技预约。减少产妇预约、等待的时间，用更少的时间完成检查，如羊水穿刺、B超等检查项目。

（6）人工智能导诊。随着医保手机支付功能的实施，互联网医疗的开展会越来越深入，智能导诊可以帮助用户准确地找到要挂的科室，提高诊前挂号效率，进一步节约医院的导诊资源，释放部分医生的服务时间和能力。

据统计，中国大约有337个地级及以上城市，其中百万人口以上的城市有300个左右。这些城市的"互联网＋医疗"服务需求就是微脉发展的潜力。微脉CEO裴加林表示，"用技术来创新服务内容、延伸服务范围，还会释放大量的需求，将继续扩展产业规模。"目前运营的城市里，微脉通过本地的一站式医疗健康服务平台，建立了基于信任的"医生—用户"连接，逐渐在老百姓心中形成了"看病上微脉"的口碑。随着医疗服务向个性化、精准化、持续化服务的方向发展，未来微脉将继续服务医疗大健康产业，助力"以患者为中心"医疗服务体系的构建，"一切都是刚刚开始！"

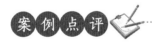

案 例 点 评

微脉之所以能够率先在"互联网＋医疗"中走出一条可持续发展的经营路线，主要有以下三个方面的原因。

1.战略上以三四线城市为主体、聚焦龙头医院、精准选择服务内容

微脉目前的定位是以三四线城市为主，聚焦医疗服务的中基层，符合国家分级诊疗政策导向；与三四线城市医院医生相比，一二线城市大医院的医生们工作时间长、工作压力大、空余时间少，收入也相对高，互联网平台能带来的边际收益，远不如三四线城市的医生高；另外，大医院的很大一部分患者是外地的，看完病就回到本地了，很难做到延续的服务。

在三四线城市，当地的龙头医院具有明显的病患、医疗等资源集中优势，并且龙头医院的做法往往具有引领示范效应。微脉通过服务好本地龙头医院，来带动本地医院覆盖，基本可以做到覆盖本地60%～70%以上的医疗机构资源；一二线城市竞争对手多，同业竞争激烈，进入成本非常高，同时大城市的医院之间独立性高，医院数量也很多，很难做到城市级的大范围覆盖应用。

在服务内容选择上，精准把脉，选择了以产科为主要方向。产科整个服务周期长，并且随着经济收入水平的提高，优生优育意识的提升，现代家庭除了安全性之外，也开始注重孕期、分娩、产后的医疗健康服务的连续性、舒适性。通过全孕期一站式孕产包，以及居家月子服务包等，将需求和供给有效地连接了起来。

2.商业模式上，为医疗增加服务、与医疗形成互补，实现多方共赢

经过在本地化一站式服务的探索，微脉总结出"互联网＋医疗"的商业模式成功的关键在于：让老百姓以合理价格享受"公立医院的医疗＋民营医院的服务"，并且医生可以增加收入，能满足这两点的都可以去尝试。因为满足了这两点，用户满意度增加，医生满意度增加，医院门诊量也会增加，从而进入良性循环。原来是同质化的服务，现在更加个性化；原本打算去民营医院的人群，现在转到公立医院，增加了公立医院的服务人次。微脉做医院服务的延伸，不与医院业务起冲突，帮助医院提高用户黏性，给医生增加收入，提升了医院的资源利用率，将本地的患者留在了本地，让医生更安心在医院工作，客观上打造了患者/产妇、医生、医院、政府、微脉多方共赢的生态圈，如图4所示。

第三，通过本地化和线上线下结合，解决了最关键的顾客信任问题

互联网医疗，在线上普遍不好做，因为涉及信任问题。与"好大夫"在线等"互联网＋医疗"平台最大的不同是，微脉的"互联网＋医疗"服务平台是基于本地化的，服务本地的医生和本地的用户，帮助他们建立服务和连接，贯穿诊前、诊中、诊后全过程。因为有了通过与医生面对面地建立联系和本地合

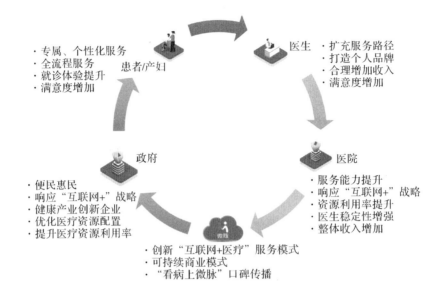

患者/产妇
·专属、个性化服务
·全流程服务
·就诊体验提升
·满意度增加

医生
·扩充服务路径
·打造个人品牌
·合理增加收入
·满意度增加

医院
·服务能力提升
·响应"互联网+"战略
·资源利用率提升
·医生稳定性增强
·整体收入增加

政府
·便民惠民
·响应"互联网+"战略
·健康产业创新企业
·优化医疗资源配置
·提升医疗资源利用率

·创新"互联网+医疗"服务模式
·可持续商业模式
·"看病上微脉"口碑传播

图4 微脉"互联网＋医疗"共赢生态圈

作龙头医院的信任加持，以及微脉在本地设立的专门的服务人员，及时对接医院、医生、产妇，就容易建立本地顾客对平台的信任。而信任也是"互联网＋医疗"平台稳健运行的基石。

创业慧康：为医院万千设备打造互联互通平台①

摘　要：传统的医院，各类设备由各设备相关科室管理。随着新科技的发展，越来越多的新设备被引入医院，设备新的应用问题也层出不穷。让医院内的万物互联，以加强设备的管理和数据的整合应用，势在必行。2018 年年底，创业慧康科技股份有限公司（简称创业慧康）负责医院信息平台设计的副总工程师余小益，受命着手考虑如何整合和统一管理医院各类设备的问题。从设立公司级战略项目，到成立医疗物联网事业群，再到承接第一个物联网实际建设项目，余小益带领团队提出了"物联网接入基础平台"的概念，并克服在设备互联互通过程中所遇到的各种困难，走上了为医院打造硬件管理"大脑"基础平台的道路。

关键词：创业慧康；医疗物联网；基础平台

0　引言

2019 年 7 月，创业慧康中标金华市人民医院的物联网项目，其中包含了大约 20 个物联网应用场景。经过半年多时间的努力，创业慧康的物联网接入基础平台总算能在实际场景中使用了，作为创业慧康医疗物联网事业群技术总监的项目主要负责人余小益，舒了一口气。从 2018 年年底受命负责探索创业慧康医疗物联网业务，他已经连续半年多没有休息过了。回想这半年多来的摸索，余小益深刻体会到了创新创业的艰辛。

---

①　本案例由浙江大学健康产业创新研究中心兼职助理研究员、浙江大学医疗健康产业 MBA2018 级学员刘志豪执笔撰写。

1 项目的缘起

1.1 创业慧康简介

创业慧康成立于 1997 年,2015 年在深圳证券交易所创业板上市。公司一直秉持"创造智慧医卫、服务健康事业"的愿景,专注从事医疗卫生信息化行业 20 多年,现有员工近 4000 人,其中 80% 以上为专业技术人员和医疗行业专家。公司拥有八大系列260 多个自主研发产品,市场占有率居同行前列。其主要的产品包括:医院信息系统和医院数据平台,区域卫生管理信息系统和平台,智慧医疗,智慧卫生,智慧医保,智慧互联等几大类,如图 1 和图 2 所示。

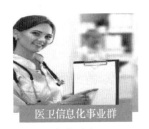
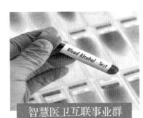
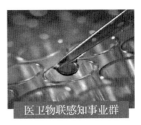

图 1 创业慧康的事业群

其中,面向医院的信息系统和平台产品有:全院资源一体化系统,全过程服务优化系统,门急诊一体化临床管理系统,住院一体化临床管理系统,全院医技一体化系统,移动智能医护系统,全院共享互联互通系统,智慧临床管理决策系统,智慧综合管理决策系统,智慧数据展示系统等。通过这些系统的应用与运营,创业慧康慢慢发现医院中设备运营管理的很多缺陷,并归纳出了以下几个方面的管理改进需求。

医患服务管理:面向患者的智慧医疗服务,依然是医院信息化建设的重要方面。目前尽管在医院中,有很多顾客可以通过自助服务的设备或 App,实现挂号付费等部分功能,但这些设备和运营系统往往各自独立,没有接入到系统化的平台,对医患服务

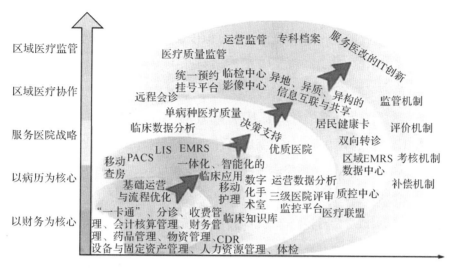

图 2　创业慧康医院产品线

质量以及后期管理和服务,很难做到数据的整合和运用。要打破传统模式,优化服务流程,拓展服务内容,提升医院品牌,需要设备以及系统的全面整合。

临床服务管理:传统医院都有很多的信息系统建设,同时也加强了医疗流程和质量的管控,却在一定程度上加大了医护工作量。要实现数据自动采集,使信息主动流转,减少人工录入和流转,就需要物联网的介入。

医院运维管理:相对于逐步提升的临床业务系统,医院在后勤等运营管理的信息化建设方面要薄弱很多,没有统一的物联网准确数据支持,就很难实现科学决策和有效的成本管理。

数据利用:由于医院中的众多设备互不联网,导致相关数据质量较差、数据量不足,差异性较大,AI 产品化困难,不能有效开展人工智能的应用来提高工作效率、降低人力成本、提升工作质量。

1.2　物联网项目的提出

在以往的医院信息化建设中,从医院的诉求来说,前期主要是为了实现医院电子病历的评级,以及在信息共享和交换中的标准化、可连接性、信息化。应该说,对医院而言,最初的目的就是为了覆盖病历和财务系统的信息统一,随后才慢慢升级为设备的互联、终端的信息化。

从政府角度而言,最早是卫健委从公共卫生管理角度出发,提出免疫防控、疾病防治需要有一个信息收集平台,能够把医院中疑似传染病之类的病人迅速地收集到大平台上来(特别是 SARS 以后)。随后是希望能够把医院的财务数据、人员数据等也收集汇总上来,以便了解各医院的运营与管理情况。

在政府建立信息大平台的背景下,医院要直接从各个专门的信息系统中抽取政府所需要的数据,其实也很困难。为了满足政府管理的要求,医院提出了建设医院数据集成平台的诉求,这样医院数据集成平台才慢慢发展起来。有了医院数据集成平台,除了可以满足政府管理需要外,现在很多医院都在建设互联网医院,也可以通过互联网将医院的数据集成平台对接内部的各个信息系统。

创业慧康是一家软件开发企业,在帮助政府部门做好与医院的连接、帮助医院做好各个信息系统的连接以后,就开始进一步思考如何做好医院与医保的连接、医院内各类设备的连接以及设备与业务系统的连接等问题,由此在 2018 年年底,提出了研发医保信息系统、物联网信息系统的公司战略级项目。

2 医院设备管理现状

余小益在受命接下物联网信息系统研发任务后,首先就开展了对医院现有设备管理状况的调研。他带领团队走访省内各大医院,进行非常细致的问卷调研以及数据分析,特别是合作单位金华市人民医院,更是前前后后去了几十趟。通过这一系列的调研和访谈,余小益团队对医院设备的管理现状有了一个清晰和系统的了解。

医院中通常由设备部对医疗设备的申请购置、入库、领用出库、进账审核、转让、调拨登记、计量统计、退库以及报废情况,进行全程的设备跟踪管理。在设备使用过程中,会建立专门的设备管理信息系统,输入各种基础数据进行归档、立账,并建立各种灵活方便的查询关系、自动统计各项数据和生成各类报表。设备管理部门主要反映管理过程比较烦琐,容易出错。

在医疗设备的档案管理方面,对大型医疗设备的单机技术档案,有一些医院采用的还是纸质管理方式,一有问题就需要找历史文件,过程比较耗时,而且容易出错;有一些医院实行了计算机化管理,在系统中进行建档登记后,自动对案卷给予标准化分类编号,可以自动查询和打印案卷清单以及卷内文件的目录,但是没有实现医疗设备管理系统(MEMS)平台接入,所以对设备的保养维修和不间断使用记录等有所缺失。

在低值易耗品的管理方面,对医用低值易耗品和卫生材料的计划采购、入库、请领、盘点、报废、退货等工作也采用信息化系统进行全面、有效的监督,在有关人员进行审核、立账后,自动进行各种查询和统计,打印分类报表。类似于医疗设备的基础管理,低值易耗品主要还是靠人工记账登记来完成,对后期的管理和保存没有做到信息化管理,信息系统中也没有覆盖,所以很容易造成低值易耗品在使用和保管环节的浪费。

在信息系统维护上,传统常规的管理系统建构在国际流行的标准应用与开发平台上,便于用户操作与系统维护,保证了系统的可扩展性与开放性,可方便地与医院的HIS系统对接。主要包含门急诊挂号子系统、门急诊病人管理及计价收费子系统、住院病人管理子系统、药库、药房管理子系统、病案管理子系统、医疗统计子系统、人事工资管理子系统、财务管理与医院经济核算子系统、医院后勤物资供应子系统、固定资产、医疗设备管理子系统、院长办公综合查询与辅助决策支持系统等,其采用参数化设计模式,含有帮助文件、数据整复、重建索引、数据备份以及备份恢复等系统自动维护功能,但是由于HIS系统没有实现不同科室、不同系统对设备的连接以及数据库的统一,所以经常会造成数据丢失以及数据重复等问题。

在医院设备管理方面,根据医院的反映和项目组对医院的调查,目前主要存在以下几方面问题。

首先是碎片化。目前基本上是以科室为单位进行着各种物联网应用探索,大量软硬件厂商自成体系,厂商众多,应用跟软件碎片化,应用状态非常不稳定。特别是一些小的厂商做的应用,比如临床看护,由于这些厂商规模不大,质量不是很稳定,在应用的过程中就经常会出现信息不及时或者中断等一系列问题。同时安全性管理和数据质量问题突出,有涉及医患的隐私、信息泄露等的可能。

其次是运维难。大量智能化终端、物联网硬件投入使用,但是没有做到一体化的管理,各个厂商的终端硬件相对独立。由于系统太多,没有整合在一个系统化的平台里,这就造成了医院计算资源、设备、环境能源的一体化运维问题越来越突出。不少医院信息中心的负责人觉得,医院现在的系统太多了,经常哪个系统有问题就要做维护,工作量很大,希望能把现有的信息系统整合起来,让他们随时可以看到各个端口的运营情况,这样可以大幅度地提高信息中心的工作效率,减少出错。

最后是共享难。不同的厂商，不同的设备，其所用的软件和应用都各自不同，随着多学科诊疗、以患者为中心的服务创新的推进，医院需要建设统一的资源共享体系，来管理和协调所有的软硬件资源，以提高自身的快速响应能力。

项目组针对以上调研情况和问题，对未来的物联网信息系统提出了以下几个立项要求。

设备互联的要求。近几年有大量小厂商进入科室做一些小的设备的互联，提供方案为护士和医生解决一些问题，小碎片的应用越来越多。而小的创业公司可能很容易倒闭，一旦其倒闭就需要换一家新的供应商。对医院来说，如何确保厂商替换下来后，还能做到所有的设备相连和应用的稳定性非常重要。

整体运维的需求。医院的打印机等设备，以前是统一由信息科维护管理的。但随着设备的增多，比如电视机、推车等，应用也越来越多，很多设备转由外包单位来维护保养。之后，很多大型设备的维护保养也陆续外包出去了。但是外包不代表不需要管理，对于医院而言，需要有一个整体的设备运营和维护管理的平台，医院需要知道外包公司做了什么，比如查看检修记录等，所以医院对设备有一个整体运维管理的需求。

物联网发展带来了新的技术应用的需求。比如各种定位技术、生命体征传感技术等。这样的一些技术数据，利用的时候不是给单一科室使用的。比如医院里面有很多的应用跟位置相关，但是由于不同厂商使用的模式不同，目前是各个厂商各自搞一套。对医院来说，就需要有一套整体的软件应用服务来实现统一，从而减少资源的浪费，降低管理的复杂度。垂直厂商为了保护自己的利益，希望有壁垒，都用自己的技术跟协议，应用起来也没有什么问题。但是对医院来讲，管理难度就增加了很多。创业慧康一直在做医院信息系统，有平台化思维，所以就想着是否可以搞个平台，把所有的硬件资源管理起来。

数据利用的需求。医院本身经过多年积累，都有各类设备使用记录以及病患的记录，但是总体来说数据不够翔实，各个医院之间差异化较大。如果组建一个统一的平台，就可以把相关的数据内容体系化地整合在一起，从医院角度以及政府角度，都可以充分利用这些数据做分析，能有效利用人工智能，降低人力成本，提高工作效率。这些数据利用好了，对政府开展防疫等工作以及医院对病人进行快速诊断，都有非常重要的价值和意义。

3 "物联网接入基础平台"的提出

针对以上诉求,余小益组织团队进行了多次设计研发与讨论,以求提出能够较好地解决这些问题的技术解决方案。

物联网平台的概念一直是有的,其涉及医疗数据的全面感知、安全可靠的医疗数据通信以及智能高效的医疗数据处理,是智慧医疗的重要基础和关键组成部分。但是从来没有人系统化地做出来过,即便有做,也都是零星的小区块应用。医院的诉求已经看到了,那么如何做出符合这些要求的应用就是关键。

物联网技术在医疗领域的应用潜力巨大,能够帮助医院实现对医疗对象(如医生、护士、病人、设备、物资、药等)的智能化感知和处理,支持医院内部医疗信息、设备信息、药品信息、人员信息、管理信息的数字化采集、处理、存储、传输等,实现医疗对象管理可视化、医疗信息数字化、医疗流程闭环化、医疗决策科学化、服务沟通人性化,从而解决医疗平台支撑薄弱、医疗服务水平整体较低、医疗安全生产存在隐患等问题。

根据项目组的研究,大家最终认为创业慧康物联网业务的核心就是要从医院的视角去做好物联网接入基础平台。这个物联网接入基础平台应该是数字化医院向智能化医院转化的核心基础设施,是"物联"核心支撑平台。它提供了终端管理、运行监控、告警管理、协议适配、数据采集传输与分析处理、医疗行业应用接入等综合服务功能,为各种物联网应用提供强大、稳定的运行支撑环境;对下接入物联网终端(AC、AP、医疗感知设备),对上支持多种医疗行业应用(人员定位、资产管理等),把各种垂直的物联网应用整合成一个扁平的应用网络体系。

物联网接入基础平台与医院信息集成平台和大数据中心相结合,能够实现资源中台、业务中台和技术中台的整合,具备智能处理、安全传递、全面感知等系统化平台功能。智能处理就是物联网利用云计算、大数据等技术对海量信息进行处理,针对医疗业务提供一系列的应用功能,从而达到人与人的沟通和物与物的沟通。安全传递就是通过网络将感知的各种信息进行即时传送,用高速医疗无线网络 WLAN 全面覆盖医院,在这种情况下,感知信息的传送成为现实,网络可获得性更高,互联互通更为广泛。但目前国内大多数医院缺乏专用的无线网络条件,不能满足物联网信息接入需求。全面感知就是利用 EFID、传感器、二维码以及未来可能的其他类型传感器,能够随时、即时地采集物体动态,获取信息更加丰富、立体,收集到平台端统一做信息处理与交换。这一整合还能减少对应用和硬件的依赖,缩短信息化建设周期,有效降低信息化升级成本。

余小益团队认为,未来的医疗物联网建设应该以"应用"为导向,而非以"技术"为核心。基础网络平台、中间件技术和共性平台建设,将成为未来医疗物联网应用发展的基础。而这类共性开放平台将成为助力医疗物联网行业发展的动力和增长点。同时,物联网技术在医院得到迅速的发展,随着传感器、智能设备和协同技术的爆炸性增长,需要整合并分析来自复杂的传统和非传统信息源的数据的挑战也越来越大,为了满足这种前所未有的接入设备数量多、数据包小但是发送采集频率特别高的场景,需要在物联网平台层构建基于时序数据库为主的设备数据中心(EDR)服务业务的同时,也要为医疗大数据和科研提供更高质量、更实时的数据基础。

基于以上讨论的结果,团队提出创业慧康物联网接入基础平台的设计理念是为医院提供一套完善的物联网接入方案。核心是服务于医院,同时具有多厂家、多设备的统一集中接入服务,避免由于不同协议、不同厂家、不同设备导致医院方物联网设备管理难、维护难的基本问题。同时也提供应用层基础业务支撑能力,如导航、定位等的基础应用服务。物联网接入基础平台应能解耦人、物(设备)、业务流,让平台专注业务应用开发。产品开发理念是为医院提供一套高效、可视化、低耦合性的平台,平台遵循构件化、模块化、标准化、可扩展、可复用的技术架构。

4 "物联网接入基础平台"的搭建

通过前期的研究,公司肯定了项目组对于医疗物联网业务的总体设想。2019 年 4 月,创业慧康建立医卫物联网事业群,主要包括数字病房、智能运维等事业部,以及研发中心等其他职能部门。不同的事业部包含了不同的服务功能:智慧患者服务主要包含智能导航、自助终端、共享陪护床、人脸识别、健康一体机、智能导诊等;智慧医护服务主要包含电子床头卡、电子护理白板、智能呼叫、患者定位、床旁智能终端、输液监测、体征监测、手卫生管理等;智慧运维服务主要包含 IT 运维、医疗设备管理、总务管理、医废管理、环境能耗管理以及数据安全等。各个事业部相对独立，又有部分交叉，从而实现硬件、软件与场景的系统应用功能。

医卫物联网事业群成立后，余小益团队紧锣密鼓地开始了物联网基础接入平台的构建。

在此过程中，他们首先遇到的问题是设备接入问题，这一问题又可分哪些设备先接入、如何接入这两个主要问题。

关于哪些设备先接入，余小益召集团队讨论，中间也出现了一些不同意见，最后还是决定采用分类逐步推进的方式。首先因为设备有已有的和新进的，对于已有设备采用改造协议和串口的方式接入，而新进设备则要求必须符合平台现有的传输协议。其中已有设备又可分为便携式设备和大型设备。便携式设备已经有部分小型创业公司在科室内实现部分应用接入，所以只需要跟他们合作就可以直接接入平台，这样可以大量节省整个研发的周期；大型设备需要考虑是否符合接入协议，包括使用蓝牙或者Wi-Fi。而这当中最核心的是网关团队的建设，假设每一个病房就设计一个网关盒子，整个病房的各种设备信息流就通过这个盒子传输，同时将整个医院所有的盒子以病房为单位集合。因为采用中央处理器，需要克服的问题就是延时，还有一些数据采集的频次，比如房间的温度，我们是不是需要每分钟都传输一次，还是用5分钟的平均温度来采集，哪个更有意义，这些算法都很重要。

在这个过程中，又出现了一个插曲。首先医院没有统一的Wi-Fi网络，可能都是一个房间或者一个楼层配备一个无线路由器。而这些设备如何连接到路由器，让整个平台使用，就成了一个关键性的问题。团队对此也有不同的声音，有人认为应该用高功率路由器覆盖整个医院。比如大型机场、会议中心使用的Wi-Fi，但是这类Wi-Fi在出现断电以及网络故障的时候，会造成整个平台失效堵塞。有人建议用独立的5G基站覆盖，即便大型的通信供应商有问题，医院内的系统还是可以安全互联的。为了这个事情，余小益在办公室与团队们进行了深入的辩论与认证，两个方案都有其优劣之处。5G基站建设的成本会高出很多，但是考虑到医院系统稳定性、安全性的要求，余小益还是力排众议，决定单独建5G基站，即便中国移动、中国联通、中国电信等外围有网络堵塞或者中断，仍可以保证医院内部系统的安全与稳定。甚至出现最坏的情况，比如医院附近大区域、大面积停电，或者出现其他不可抗力因素，医院内部还可以用小型发电机确保5G基站以及关键设备的运营。

在物联网最核心的设备接入和网络连接问题上达成统一后，接下去要解决的就是如何把设备连接应用统一给做起来。"不忘初心,方得始终",对此,事业部经过讨论认为,最终还是要回到建设物联网平台的初衷是什么这个问题上:是以技术为核心,还是以人为核心? 余小益认为,毋庸置疑,"科技以人为本",我们任何的应用和技术,归根结底还是为人、为场景服务。达到了这个认识统一,我们才可以大跨步地把后续的工作做上去,团队才能拧成一股绳,朝着一个统一的方向努力。余小益感到很庆幸,自己这批"90后"为主的团队成员,终究没有让他失望,能够深刻地领会他的思路与见解。

思路有了,按下来马上就需要着手落实。仅仅用了三个月的时间,余小益团队于2019年7月就完成了物联网基础接入平台第一版本的构建和测试。

5　克难攻坚,落地运用

这时恰逢金华市人民医院新建院区进行物联网运用项目招标,已经有了前期总体思路的创业慧康在投标中展现出了自己的优势,整体设计思路得到了招标方的认可,从而获得了这一项目。

第一个试点项目在金华市人民医院,这对创业慧康来说是机遇也是挑战。金华市人民医院一直以来在基础平台软件应用上,跟创业慧康有深入的合作。现在金华市人民医院刚好在建设新的医院,希望新院在设备物联网的建设上有所建树。在这个契机下,创业慧康的物联网建设思路就可以大展拳脚了。

在金华市人民医院项目进行方案设计的时候,公司内部就有两种不同的声音:一种是以设备为中心(实验室平台互联),即以设备为主体,大家按照设备的使用向各科室分享数据;另一种是以人为中心(互联网接入基础平台),需要什么设备的时候就从平台上调出。要知道,对创业慧康平台研发来说,显然是以设备为中心最简单,成本也最低,但是如果确定下来以设备为中心,那么当后续不同科室对同一个设备都有使用需求的时候,谁先谁后,谁来决定? 这又会造成管理上的矛盾。而以互联网接入基础平台为中心,一个平台搭建好,任何一个科室都可以知道现有设备的使用状态,就可以有的放矢地使用设备,不会让设备忙的时候大家都排队拥堵,空的时候又没有人在用。包括后续数据流的统一以及数据历史的使用,都需要平台化的思维。但是对公司而言,如果以互联网基础平台为中心,那么整个团队的研发成本可能会增加一倍。这时候,公司的经营理念在他脑海响起:"领先一步,服务客户"。我们设计这个物联网平台,是要经得起历史考验的。从可持续发展来看,肯定是互联网接入基础平台更有发展空间,更适合以后所有医院的发展趋势。正因为如此,余小益最终决定往互联网接入基础平台这个方向推进。

在互联网基础接入平台的具体搭建过程中,项目组首先遇到了软硬件如何配速的问题。软件想好了,硬件没找到,这样的情况经常出现。比如做定位手环,2019年7月初,事业部已经推出手环应用软件,但是硬件部门一直做了半年,还是没做好手环,而且硬件部门还是独立于物联网事业部的部门。余小益每次都为类似的事情非常头痛。因为对软件行业来说,这是不可思议的事情,就余小益多年的软件研发经验而言,任何软件开发都是以周为单位来做过程控制的,而硬件研发速度却远远跟不上软件迭代的速度。一想到硬件常常跟不上自己的进度,余小益就茶不思饭不想。每次部门会议的时候,负责跟踪硬件进度的小伙子,都会被余小益大骂一顿,他自己也很愧疚,觉得没有做好本职工作。经过几次讨论和磋商,硬件部门的研发与软件配速的问题还是没有得到解决,一直这样下去,整个项目的进度都会延期。

怎么解决这个问题?客户是上帝,他们给我们合同是不会管你内部困难的。客户等不起,而我们团队研发也不能停。最后余小益跟团队讨论决定,把软件与硬件做适当的分离,应用先行,把软件需要的功能与协议先研发出来。软件研发的过程当中,也是硬件更新学习的过程,等软件应用整个完成以后,硬件的研发也能接近符合软件的要求了。所谓"兵马未动,粮草先行",余小益最后决定,让我们这些应用的"粮草"先抓紧准备好,再等硬件这些"兵马"出动。

软硬件配速的问题,经过半年多时间的摸索与讨论磨合后,总算在2019年年底之前,实现了硬件跟部分应用的统一。而这个时候,距离金华市人民医院标的交付时间,大概只有半年左右的时间了,时不我待,余小益团队只能通宵达旦地工作去实现各个应用。

创业系统集成平台、创业物联网基础接入平台与智能运维平台是面向医院智慧医疗、智能医疗的组合解决方案。接入平台负责硬件的基础接入,运维平台负责智能运维,系统集成平台面向医院各业务的集成。通过面向服务的专业化分工、业务中台的战略,为医院物联网化建设提供灵活、高可靠的解决方案。以医院现有基础平台做基础,同时余小益安排预研部门找第三方应用跟他们的物联网平台做连接,通过平台体系来做应用。大多数应用都需要从他们的平台来解决,前台应用创新要跟后台的设备速度做匹配。但是在调研讨论过程当中，发现了以下几块大的问题。

各个部门配速问题。不是所有的业务与系统在做的过程中都是一帆风顺的，同样也有配速的问题。比如病房系统，是老的业务线过来的，内部的配速问题如何去协调，也是一个进化的过程，需要与众多兄弟部门做很多协调的工作。

运营安全问题。比如滴滴护理（上门提供打针护理等服务），最大的问题是出现安全问题怎么举证。医院里面没问题，所有的行为都有监控记录，但如果到你家里，给你打针护理出了医疗事故，怎么鉴定？后来和杭州海康威视数字技术股份有限公司合作，配套运用交警用的执法录像系统，对服务过程进行全程录像并直接传到云端。针对医疗安全问题，现在对新需求的匹配要求就是：如果我有新业务，你能不能找到这样的设备，实现一体化的运作。

设备厂商沟通问题。大多数大型设备生产商自身的设备是闭环的。为了产品的稳定性以及削弱竞争对手的影响，他们没有引入第三方需求。而现在医院有运维需求，需要知道大型设备的状态信息、维护节点信息，也要求设备厂商把其设备连接到平台。但在具体落实上，还是需要创业慧康自己去沟通。

设备连接便利性问题。无线通信能否使用小型终端设备？大型设备需要通过Wi-Fi连接到平台，如果能够使用标准化的设备，只要设计好协议，通电开机，导入算法，即可连接到平台，就可以提高设备交付使用的效率。对医院来说，每个设备及其每一根线都需要管理，数量一多起来，管理就是很复杂的问题。创业慧康就考虑能不能有比较小的设备，比如用串口和一定的板卡，同时考虑到可靠性以及成本，来协同处理这些问题。为此，成立了专门的硬件队伍来帮忙解决。对医院来说，到时候如果换一个厂商，所有的线都要换，而用了物联网接入基础平台，就能把所有的东西串联起来，不管什么厂商进来，都方便医院的接入管理。在这一推进过程中，核心还是利益链条怎么打通的问题，涉及很多管理的问题以及内外流程整合的问题，虽然做的是技术平台，但是其实也是管理架构的改进。

一提到这一系列的问题，余小益就感触良多。他自己总结了一下这段时间在艰苦创业过程中的一些体会：创新可分为两种，一种是自下而上的创新，现场技术人员碰到新业务模式，帮助医院提高效率，现场人员知道医生、护士的真正想法，所以能提出切合医院实际需要的创新解决方案，而这些创新解决方案对远离医院现场的公司总部来说是很难想象的；另一种是自上而下的创新，如政府对医保的要求，以及对大的政策方向的需求，需要由企业中的一些部门长期跟踪、研究国家政策，结合新的技术趋势，提出如何把政策落地的产品创新方案。自上而下的创新研发成本,需要由公司中间部门(如相关的事业部、公司的预研部门或研发中心)承担,不能转嫁给下面的业务部门,因为会影响业务部门当年的收益。这样,公司的研发中心就变成了一个孵化器,通过研发中心平台,会孵化出很多新的项目来,研发中心还可根据后续发展情况,考虑是否再成立新的项目部来持续完善相关项目。自下而上的创新与自上而下的创新相结合的架构模式,在实际运营中是比较有效的,同时这也是公司所追求的。但是任何模式都会有它自己的问题,比如预研部门权力越来越大以后,可能会出现硬件厂家跟设计部门的腐败问题等。但如果由各个业务部门自己进行研发创新,各个部门之间可能各自为政,互不配合,造成研发效率低下等问题。公司研发中心平台的整合,归根结底是一个收和放的过程,在分权与集权的不断试错过程中产生的架构的革新。

6 收获希望

通过各部门的协调,特别是硬件部门的配合,余小益团队最终于 2019 年 11 月发布了项目的 1.0 版本,并在医院落地部署了部分产品。这些产品得到了金华市人民医院项目组的认可。几个月夜以继日的工作开始有了曙光,整个团队斗志昂扬,计划用半年左右的时间完成金华市人民医院整个项目的落地。所有前期的努力,现在总算有了收获,余小益在办公室里踌躇满志地策划着后续其他医院都可以使用的物联网系统以及各类应用。

"山重水复疑无路,柳暗花明又一村"。这个项目做下来以后,团队慢慢地发现通过这个系统,原来很多只是想象的应用,现在好像都有可能付诸实施。作为具有医院软件行业多年工作经验的创业慧康来说,医院需要的东西,刚好就是他们所得心应手的。比如,针对医院的诉求,团队研发了一系列覆盖全院的导航系统,用于婴儿防盗、人员定位、设备定位等场景。单单针对手术床这块,团队就把可能的应用都规划了出来。比如设备联动这部分,手术床推过来,人员刷卡,手术床定位等。以后做手术,当医生和护士进入的时候,只需要通过面部识别,手术室的门就能直接打开,可以为医生和护士节省很多时间。再比如婴儿防盗,如何通知护士及时干预处理,这一直是各个医院面临的痛点。因为很多犯罪分子偷了孩子以后,是在一分半钟内就能逃离医院的。如果只是简单的报警系统，实际上还是来不及处理的。通过基于这个物联网系统平台功能的深入发散思考，现在发现只要跟门禁做联动处理，就可以解决这个困扰已久的问题：当物联网系统发现婴儿有位置移动等特殊情况时，公司设计的系统就可以在 10 秒以内锁死婴儿房或相关通道。余小益带领的团队还对医院环境的控制进行了设计与思考，从而可实现环境的整体干预：比如当物联网的传感器发现有毒气体，那么系统就会第一时间提醒，可以让医务人员马上处理，防止大规模扩散。还有对体征设备的互联，这些都可以设计在系统平台里，当任何一张病床上患者的体征系统有问题，比如吊针输液快结束了、患者有任何不适等，就会自动提醒，让医护人员马上过去处理。所有这些功能和应用都可以整合到物联网系统平台里。医疗物联网布局完成以后，对医院来说，所有的车位、传感器、摄像头、医疗设备等都统一在一个硬件资源平台上，实现互联互通，将非常有利于医院的管理。

7　尾声

通过一年多的探索与研究，以及通宵达旦的工作，余小益团队总算基本实现了医卫物联网在医院当中的场景应用。研发过程中发生的一系列问题与冲突，让余小益意识到，任何一个新的事物，融入一个实际场景中，都是一个异常艰辛的过程，需要不断地总结经验，砥砺前行。

金华市人民医院的物联网运用项目总体进展顺利，但研发的过程中也发现了一些新问题，还需要整个团队不断地努力去克服。比如，物联网应用中涉及非常大的数据流以及高频发。想象一下，在所有设备互联的时候，经常会是上千台的设备以毫秒的速度做请求，而且要求做到不能有任何数据的丢失。我们平时存储的是连续数据，而医院设备的数据很多时候不是连续性的，有的时候设备在使用，有的时候设备是待机状态，有的时候设备是关机状态。所以，单一的靠几台中心设备处理，面临着数据丢失的风险。很多算法需要放在设备本身上，同时又要考察设备自身的处理能力，从而减少平台的压力。余小益也在想，现在区块链技术这么发达，是不是可以考虑用区块链的技术来解决这个问题呢？比如同样的数据流，如果每时每刻都传输到几十、几百个区块链终端，自动地备份，那么数据丢失的问题就可以迎刃而解。

另外,作为公司独立的事业部,如何尽早实现盈利,也是必然需要考虑的问题。事业部作为软件研发占主体的部门,在前期研发的时候,只有成本与投入,几乎不产生任何利润。余小益平时也在与团队讨论,是否可以通过一些物联网运用场景实现收入?比如交互性传感器的使用,是否可以通过对 C 端使用的严格控制,使每个类目的传感器都可以单独收费,从而提高使用效率和人性化的应用过程,又能为场景应用带来利润?另外,是否可以用互联网医院的思路来做这个平台,等这个综合平台建好以后,可以让其他有需要的医院接入,而盈利点是否就可以在平台使用的收入上?

所有这一切,都还有待物联网事业部去进一步创新和探索。

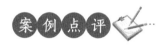

案 例 点 评

创业慧康是国内医疗服务信息化领军企业之一,致力于在产品与业务模式上进行持续创新。其在医卫物联网方面获得初步成功的主要启示如下。

1.统一标准,让数据成为医院资产,让数据成为行业知识

通过物联网的整合,CDR(医院临床数据中心)有了设备仪器、病人体症等数据,结合临床诊疗数据,沉淀下来就可以变成医院的资产。CDR 系统,以患者为主体的设备数据中心的形成,每一次患者来看病都有记录;如果有了区域互联平台,那即便到别的医院看病,同一个区域内的医院,都可以随时看到这个患者的数据。运行数据、监控数据全部进入一个系统中,积累形成大量可持续的数据(又称为医院的资产),下一步将会成为医院的竞争力来源;而不同医院之间数据分析、比较产生的知识,则可以成为创业慧康下一步数据产品开发的基础。

2.独特的技术解决方案:物联网基础接入平台

在未来的医院诊疗过程中,必然会涉及众多的设备数据:家庭可穿戴设备提供的顾客日常生理体征数据、在医院检查所获得的各种数据、在医院住院治疗过程中产生的各种监护设备数据;等等。所以,未来的医院要面对的不是几百台仪器设备,而是成千上万台仪器设备。在这种情况下,如何统一管理这些设备?如何高效地实现这些设备数据的记录、传输、共享、分析、保存等,就是未来医院经营管理中必须解决的问题。

创业慧康敏锐地察觉到了这一趋势,并通过研究,运用"中台"的概念,创

新性地提出了打造"物联网基础接入平台"这一思路，将所有的设备先接入到基础接入平台，再与医院各业务系统对接，有效地解决了前述问题。独特的技术解决方案，是创业慧康能在医院物联网领域承接到相应的业务并成功实施的前提。

3.应用模式沉淀成为知识模块，知识模块组合推动业务创新

在物联网运用端，可以有多种应用场景。各种应用场景业务模式的沉淀，可以累积形成公司的物联网应用产品库，供下一次医院物联网项目投标使用。而物联网基础接入平台，也可以随着在医院中应用的增加，逐步迭代，发展成为标准化的系统软件，在更多的医院中推广使用。进一步地，在物联网基础接入平台的运用过程中，平台可以记录各种设备的工作状态、平均故障率、无故障运行时间，具体每次故障情况、维护情况、更新情况；等等，形成设备大数据。根据统计数据进行大数据分析，就可以知道设备什么时候需要更换、提前提醒什么时候需要维护、哪个厂商的设备故障率最低、每个厂商的设备最容易发生的故障是什么等，对医院来说，就不是只买了设备接入平台系统，还买了所有设备的数据历史记录，相当于又获得了这些设备的知识库。使用知识库的过程中又可以累积知识，从而对知识库形成一个进化。帮助医院分析设备效率、辅助设备采购决策，以及帮助设备厂商提高产品质量、降低故障率等，又可以成为创业慧康物联网事业部后继业务创新和发展的方向。

养老服务篇

绿康:医养结合模式的创新探索①

摘　要:传统的养老院以公办为主。受限于投入不足等因素,大多数经营不佳、服务质量难以得到保障,更是鲜有能配套良好医疗服务的养老院。绿康医养集团(简称绿康)从接手管理皋亭山养老院(原杭州市丁桥镇政府敬老院)开始,通过"公建民营、民办公助""医养结合、康复养老助残"的办院模式,形成了"医养护"三位一体型、"养老院—医院"院中院型、整合照料型、"无围墙康复院"等不同类型的医养结合的养老院发展模式。本案例描述了绿康如何实现医养结合养老的历程,以及在发展过程中如何解决养老行业普遍面临的人才瓶颈问题和经营、服务标准化等问题。

关键词:医养结合;公建民营;民办公助;标准化

0　引言

2018 年 12 月 29 日,是绿康医养集团董事长卓永岳难忘的一个日子。在第五届"光荣浙商"2018 年年会上,他与海亮集团董事长曹建国、滨江房产集团董事长戚金兴等 9 位杰出浙商,被大会授予"第五届光荣浙商"称号,绿康医养集团则获得了"2018 浙江省高质量发展杰出企业"大奖。看着手中沉甸甸的奖杯和奖状,卓永岳脑海里顿时闪过绿康在医养结合养老服务这条路上一个个曲折的创业画面,不禁心潮澎湃,思绪万千……

---

①　本案例由浙江大学健康产业创新研究中心兼职助理研究员、浙江大学医疗健康产业 MBA2017 级学员周光执笔撰写。

1 从皋亭山出发

"在我看来,皋亭山是一个福地⋯⋯"卓永岳对杭州东北这块山水的钟爱溢于言表。这里人文荟萃,景色优美,很适合养生、居住。以40多岁的年龄创业皋亭山,在卓永岳看来是一种缘分。如今,绿康医养集团已变成行业巨头,不变的是绿康总部依然在此。

卓永岳,1963年出生于台州玉环县。玉环属于温台地区,民营经济发达,耳濡目染,卓永岳的血液中充满着创业冲动。卓永岳在台州从事了20多年临床医生工作,自己开办过诊所,也担任过基层医院院长,有丰富的临床、医疗管理经验和人脉资源,对传统医疗服务模式的不足也深有体会。

2002年,卓永岳被浙江省卫生厅选拔到浙江省人民医院进修,由此改变了卓永岳的人生轨迹。在进修期间,卓永岳格外关注现行医疗模式存在的问题和可能的创新机会。他发现,在省城大医院中,现行医疗模式存在明显的挂号难、住院难、康复床位严重短缺等问题。卓永岳敏锐地判断这里面一定存在着巨大的商业机会。而当时,杭州市委、市政府正好鼓励"创业在杭州"。这又激起了他内心埋藏多年的创业激情,于是已届不惑之年的卓永岳毅然决定放弃在玉环20多年的优渥生活,留在杭州创业。

在浙江省人民医院进修期间,卓永岳渐渐发现"看病难"问题在省城尤其突出,由于专家号资源的稀缺,病人挂专家号往往彻夜排队仍一号难求,"黄牛"盛行,相关部门也一直没有能很好地解决这一老大难问题。卓永岳看准这一痛点,于2003年在杭州开始了他的第一个创业项目:互联网挂号领域的"绿康网"。通过互联网预约挂号方式解决看病难,在17年前,这个创意很好,但实际操作并不简单。主要是因为政府还缺乏有关互联网医疗的相关政策法规,同时互联网也还没有像今天这样普及。受政策和观念的影响,该项目仅持续了1年左右就被"叫停了"。

第一个创业项目虽然失败了,但是也使卓永岳认识到:解决医疗系统的不足,既要瞄准刚需人群,也需要有政府政策的支持。绿康网的想法是好的,但这样的新事物在当时还没有合适的土壤。有了这个认识后,卓永岳便继续反复思考新的创业机会。

在过往长期的的职业生涯经历中,卓永岳发现医院由于病床周转率、经济效益和供需矛盾等问题,往往会让手术患者在手术后几天就出院;而且医院只注重医疗,不注重服务。随着社会老龄化的加剧,越来越多的失能、失智、慢性病老人亟须医疗照护,但医院只提供医疗而不提供养老照护服务。这些老人最后只能被送回家里或养老院。但是回到家里或养老院,缺少了医疗服务的保障,其实老人和家人都很不放心。另一方面,当时的公立养老院床位严重不足,更谈不上医疗照护服务。养老院的老人需要医疗服务,就往往只能奔走在去医院的路上。养老院和医院之间存在的普遍隔离现象,给老人和社会都带来了极大负担。

有了上一次创业失败的经验,这次看到机会,卓永岳并没有马上投入创业。他和他的团队先调研了大量的养老院、康复医院、护理机构,了解它们的实际运营情况,并研究了国外养护机构的运营情况。在一系列考察和思考之后,如何解决"医"和"养"隔离问题的想法逐渐成熟。卓永岳意识到,一定要"医养结合",才能真正解决老人的养老问题:"要把专业的医疗、康复服务和生活、养老等日常服务相融合,提高养老服务中的医疗服务能力,这样住养老院老人才能安心。"在进一步调研了杭州当时的健康产业发展趋势之后,卓永岳认识到,养老产业不仅市场需求大,而且符合政府政策。于是他决定将之前酝酿已久的康复养老项目付诸实践。

当时在社会上,也有不少康养类项目。绿康的医养结合养老模式,具体从何入手,一开始卓永岳和他的团队并没有很清晰的方向。

"我觉得我们可以先自己建养老院,再加入我们医疗的优势,慢慢形成医养协同发展的局面。"

"先自己搞养老院的话,前期投入太大,而且养老院投资回收期都很长,除非搞养老地产卖房子还差不多。"

"或者我们可以先从康复医院做起,后续再延伸到养老业务中去。当然先做康复,医院也面临巨大的投入。"

看着大家你一句我一句地讨论,卓永岳也在思索:的确,以他们目前的情况,不管是自己搞养老院还是康复医院,都存在前期投入大的问题,而且民营的养老院、医院还存在民众信任和不信任的问题,市场风险不小。养老本身就是一个偏民生的行业,需要有政府政策、资源支持,完全靠企业自己发展,困难很大。但是如果没有实体的养老院或医院做依托,又如何实现医养结合的目标呢?

天色渐渐暗了下来,会议室里的讨论却仍在继续。卓永岳最后对大家说:"今天大家都辛苦了,我们这阵子再想想,也再去考察考察,看看我们从什么地方切入比较好。"

2006年,正在卓永岳他们寻找医养项目方向的时候,通过介绍,卓永岳来到当时的丁桥镇沿山村考察。通过与当地相关领导交流得知:丁桥镇敬老院是镇里出资建设的社会福利机构,共有25张床位,收养了12位孤寡老人。由于缺乏专业医护人员和管理经验,这个养老院成了镇里的一个负担。此外,他也了解到丁桥镇地处杭州郊区,经济发达,建设和维持养老院运转的经费是有保证的,只是因为缺人、缺技术、缺管理,让镇里十分头疼,镇里也希望在保证养老院所有权的前提下,能有专业的人员来经营管理。卓永岳了解到这些情况后,心中不免有些激动:这不正是他和团队们一直想要寻找的医养项目切入点嘛。前期不需要太多的投入,同时又有现成的客户,而且养老院的改进需求正好他们可以满足。于是,卓永岳和丁桥镇一拍即合:由他将丁桥镇敬老院接管过来,敬老院属性不变,收费也按政府要求执行,卓永岳团队负责日常运营管理,并收取一定的管理费。

通过这种具有"公建民营"雏形的创新合作模式,既保证了敬老院国有资产不流失,在减轻政府负担的同时,也承担了政府原有的托底养老职能,并能提供相对更加优质的服务。2006年5月1日,卓永岳与丁桥镇政府签订协议,开始了这种"公建民营"的实践。在和镇政府协议中,卓永岳团队还与政府约定:养老院可适当扩大规模,向社会招养老人;符合政府补助的老人,政府给予相应补贴。

2006年8月7日,具有"公建民营"雏形的丁桥镇皋亭山养老院正式开业。

2　医养结合,需要"1＋1＞2"

养老院虽然开业了,但是卓永岳一点也不敢放松。他深知:独木不成林,光有养老院,是无法满足入住老人的综合服务需求的,他们的团队也很难有更大的发展。随着与老人们接触的日益增多,他越发感受到养老院的老人除了日常饮食起居,多数还需要康复和照护。这正印证了自己此前的想法:医和养必须结合起来。另外,皋亭山养老院附近缺乏医疗机构,一旦老人突发疾病或者意外,就容易措手不及。卓永岳细细思索:养老院需要有专业的医疗服务,这样才能给老人提供更好的服务,吸引更多周边地区老人入住,同时也能为企业的发展寻找到更好的发展模式。"我们必须把康复医院的资质申请下来，否则我们就无法进一步发展"，在每周例会上，卓永岳对团队的成员斩钉截铁地说。

为此，他向卫生主管部门申请开办康复医院。2006 年 12 月 25 日，杭州绿康老年康复医院成立，院址就设在皋亭山养老院里面。康复医院拥有内科、外科、中医、心电图、B超、化验等常规科室，初步具备了医、养、护一体化雏形。这也为后续的医养融合发展奠定了良好的硬件基础。

康复医院申办下来了，后续如何发展，卓永岳还没完全考虑周全："未来发展是重点围绕困难老人开展服务，还是扩大到身体一般的老人？服务功能主要侧重哪些方面？怎么将医养有效融合提升内力，形成品牌优势？这些都是问题。"对于此，卓永岳和团队召开过多次会议讨论，大家各有不同的意见。

"我们要扩大规模，吸引更多老人入住，就要瞄准相对健康的高端老人，他们支付能力和消费能力都更强。"

"健康老人消费能力相对强没错，但是入住意愿肯定没那么高，而且我们本身的基础还是解决困难老人问题，这个群体人数也不少，收入上还能获得政府补助，有一定保障。"

"健康老人基数更大，做得好肯定发展前景不错，尤其在目前做养老都不太赚钱的情况下，先积累一些资本，再做民生类养老项目可能投资收益更好。"

"解决困难老人虽然收益低，但是需求强烈，营销成本很低，客户和收入是比较有保障的。如果有规模优势，也能有比较好的效益，关键是看我们怎么提高自己的品牌和服务能力，说白了就是我们医养结合的模式能不能搞好。"

"是的，我们医养结合搞好，那就有我们自己的优势。医养结合服务内容有很多方面，我们还是要聚焦在主要的功能服务上，长期照护、基本医疗、老年人康复、康复护理以及临终关怀服务，这些服务本身就有很大的市场需求。"

随着大家讨论的深入，对于绿康医养结合服务对象和功能定位，大家慢慢统一了认识。焦点逐渐转到医养如何有效融合以提升绿康的竞争力上。卓永岳也谈了自己的想法："医养结合应重点解决已经失能、失智或患有慢性病等的中低收入老年人的刚需，因为这一群体数量庞大，但是现有服务严重不足。大部分民营养老机构以服务健康老人为主，更多的是以养为主；医院则以治病为主，难以满足这一群体需求。'医养结合'不能简单地理解为养老院加医院，这样的模式是最简单、粗浅的。医养结合应该是'1＋1＞2'的模式，而不是'1＋1＝2'的模式。医养结合要把专业的医疗技术、康复训练和日常生活、养老等专业相融合，涉及面多，操作难度大，而且还没有前例可以借鉴，要靠我们自己摸索，形成一套完整的体系。只要我们在现有养老院和康复医院基础上做好融合发展，我相信前景是光明的。"

自从老年康复医院入驻皋亭山养老院后，养老院深受老人们的欢迎。皋亭山养老院名气越来越大，很多周边老年人慕名而来。通过租借旁边的厂房扩建的床位很快便住满了。但此时，绿康康复医院如何纳入医保的问题，一直还困扰着卓永岳。由于不能纳入医保，老人在绿康康复医院看病就只能自费，这不仅对老人不公平，而且也大大影响了医养服务的效果和养老院的业务发展。

幸运的是，绿康在此期间的创新，引起了各级政府的重视。2007 年 7 月，时任杭州市委书记王国平来绿康调研后评价道：绿康的模式很好。在市委、市政府的直接关心下，相关部门通过调研和评估，一致认为绿康的服务是一种创新的模式，只要做好流程标准化考核，医疗风险总体可控，遂决定打破常规，将绿康老年康复医院纳入医保。这在当时的浙江省乃至全国，都是首家具有医保资格的民营养老康复机构。

这一举措解决了老人在入住医疗机构后自费看病负担过重的实际难题。同时，纳入医保，对于绿康发展而言是巨大的机遇，反过来对于绿康的运行，则要求必须有严格的规范，以符合政府对医保的监管要求。

3 标准化建设的探索

在医保问题解决后，对于纳入医保以后如何规范以及医养结合后续如何融合发展，卓永岳经过一段时间的思考，有了更成熟的想法：不同于养老服务，医疗服务向来有严格的要求，如果绿康不规范发展，那么已经到手的成果，也有可能付诸东流，甚至付出严重的代价。绿康必须尽早开始规范化，如此才能取得政府的信任。再者，医养融合发展也需要标准化来支撑。

为此，卓永岳准备在高管例会上进行专题讨论。

次日开会，卓永岳开了个头："我们现在服务对象和功能定位慢慢明确了。我们搞医养结合还有很重要一点是要有标准，有了标准才能有章可循，进而我们才能用来学习借鉴、衡量评估效果、推广经验，形成品牌；等等。医疗的标准比较明确，但和养老结合的标准化是个新课题,我们必须要做第一个吃螃蟹的人,这对我们未来发展很有帮助。"

说完这段话后,几位高管便面面相觑,有人开始摇头。"卓总,我认同搞医养结合要标准化才能发展,但是我们现在这个阶段,搞标准化需要大量的投入,是不是太急了呢?"分管业务的副总首先提出质疑。

"是啊,再说医养的标准化又没有可以借鉴的,我们运营时间不久,还需要慢慢积累经验,现在做标准化,确实早了点。"另外一位副总补充说道。

"我认为搞医养标准化是越早越好。现在业务发展很快,但是我也担心服务质量问题,如果有了规范标准,我们日常管理人员心里也可以有底。就是不知道标准化应该怎么入手。"负责日常养老院管理的副总有些疑虑。

卓永岳脸上带着微笑,他早就料到了大家的疑虑。于是他把这段时间自己的所思所想详细地向大家做了解释,同时强调:"标准化建设是养老机构可持续发展的生命线,不仅是提升服务质量,真正让老人享受有尊严、有质量的老年生活,而且也能实现养老机构自身模式的可复制,进一步做强做大。所以标准化建设势在必行,现在的问题是我们要怎么搞,怎么搞好,而不是要不要搞的问题。"

又经过一番激烈的讨论,大家慢慢统一了思想,也相信卓总的眼光和决定。卓永岳说:"既然现在都同意进行标准化建设,那就给大家布置个任务:每个人都想想,我们应该从何入手,有哪些可以借鉴和参考的。希望我们在下次会议的时候,拿出初步方案来,尽快开始推进标准化建设。"

绿康的标准化建设起步早,决心大。经过 10 多年的不断发展和完善,如今绿康的标准化建设取得了一系列成果。绿康的标准化措施主要有:针对服务对象,开发老年人综合评估体系,用量化指标对入住老人进行医疗、安全、自理能力、营养及康复护理等方面的评估与跟踪,并制定相应的服务内容;同时,重点推动失智康复护理和偏瘫老人康复护理的精准化护理标准。目前,绿康医养服务标准体系已经收集、采纳法律法规与规章制度及相关行业标准、企业标准 800 多个,涵盖了医疗、康复、护理、精神、后勤、营养膳食、行政人力、信息、财务、医保、客服、质量控制等各个方面。标准化措施的实施给绿康带来了焕然一新的面貌,绿康各个业务板块内容更加清晰和规范,为绿康进一步发展打下了良好的基础。

4 顺势而为

走在皋亭山下的桃花坞中，闻着扑面而来的花香，眼前跃入盛开的花朵，卓永岳感到前路充满了生机，就如同他创办的绿康一样，在站稳了医养结合的第一步以后，卓永岳有信心将业务扩展到其他地方。他相信，随着中国逐步迈入老龄化社会，自己和绿康正迎来一个巨大的历史机遇期。

2008 年 8 月，绿康老年医院和皋亭山养老院床位严重不足。卓永岳将与绿康一墙之隔的闲置厂房租了过来，并斥资对其进行一体化改造，绿康的总床位数增加到450 张。2008 年 11 月，苦于重症残疾人托管无门的江干区民政部门主动找到绿康，鉴于区域内公办养老院医疗功能的不足，希望绿康能解决重症残疾人的养老和医疗照护问题；而此时绿康刚扩大了规模，也需要扩大业务，探索更多的养老合作模式。随后，双方很快商定由绿康作为专业的养老机构，提供场地和养老照护服务，政府向绿康购买服务，从而解决重症残疾人的养老问题。这种"民办公助"养老运营模式，也让绿康的发展有了更多的可能。之后，杭州市江干区残疾人康复托养中心在绿康正式成立。

在既有业务扩大的同时，卓永岳也在思考：绿康现在内部在进行医养的整合，对外发展上如果光靠现有的医养院模式，规模毕竟有限，很难对外复制和扩展，更不用说实现盈利了。为此，必须梳理绿康现有的优势，总结可以复制和推广的合作模式。

机会总是眷顾有准备的人。2009 年，在一次业务拓展过程中，绿康得知杭州市第二社会福利院缺少专业医疗护理机构。于是，经过多方努力，绿康和第二社会福利院达成了"院中院"合作模式：将绿康的专业康复护理能力引入福利院。

2010 年，绿康开始留意杭州以外的市场需求。宁波余姚市夕阳红老年公寓，位于市郊，总投资 3 亿多元、拥有 2000 张床位，然而却因为缺乏医疗与照护能力而空置较多。为此，当地政府有意引进绿康，以提升老年公寓的入住率和服务能力。经过双方充分协商，绿康成立了余姚舜辰绿康护理院并入驻老年公寓，这也是余姚市首家康复式老年护理院。护理院成立之后，夕阳红老年公寓的入住率直线上升。

2013 年，嘉兴平湖市拟建养老和康复护理机构，并引入有实力的机构运营。绿康医养集团凭借良好的业绩和充分的方案准备，于 2014 年 4 月取得该项目 20 年经营权,并于 2015 年 1 月正式投入使用。绿康医养集团在平湖绿康先后投入 3000 万元,设置康复护理床位 450 张。同时还开设了当时浙江省最大的康复中心、绿康中医馆、精神心理康复区、老年痴呆康复区、老年慢性病康复区、全护理介护区等。经过短短一年的运营,床位利用率已经超过 80%。

在 2015 年的冬季,发生了对于绿康人来说是具有里程碑意义的大事。绿康医养集团通过公开竞标和公开招选,连续获得江西南昌市和杭州滨江区两个标杆性公建民营养老项目的经营权:南昌市青山湖区社会福利中心暨星级老年公寓和杭州滨江绿康阳光家园。这两个项目都包含了从养老院到护理院,再到针对各类老年群体的康复医院,三位一体,可以服务全龄老年群体(从健康老人到临终老人)。

随着公司养老各项业务的发展,卓永岳和他的团队也发现了一些此前被忽略的地方:比起在养老院养老,居家养老的老人人数更多。如何服务好这些人,也是医养结合的应有之义。经过摸索,在政府的关心和支持下,绿康医养集团先后在杭州市江干区、杭州市下城区、湖州市本级直属 6 个街道社区等,开展了"康复直通车"上门服务模式,由康复医师、康复治疗师、护士、心理师、社工等服务人员,上门为社区残疾人、行动不方便的老年人提供医养护一体化、健康促进和健康管理等服务。

经过 10 多年的发展,目前绿康医养结合形成了"养老院—医院—护理院"三位一体模式,"养老院—医院"院中院型(嵌入型)模式,整合照料型(医养融合型)模式,"无围墙康复院"延伸社区服务模式。绿康医养根据所属机构具体情况,因地制宜地打造集"养老、医疗、康复、护理、助残"为一体的养老服务平台,为广大老年人提供全方位的生活照料、基本医疗、老年康复、康复护理、社区照料、老化预防、健康促进和舒缓疗护等服务。

5 突破人才的瓶颈

随着绿康医养业务的扩张,卓永岳感到自己身上的压力也越来越大,不仅很多管理工作需要自己去抓,而且很多业务上的事情也要自己去管。他越发感到人才的缺乏,尤其是护理专业人员的不足,严重影响着公司业务的发展。

站在办公室的窗口前,皋亭山晚风吹拂,结束了一天工作的卓永岳开始陷入沉思。

眼下的绿康,在人才方面至少存在三个亟待解决的问题:一是随着公司业务的扩大,新设的养老机构负责人难找,虽然负责人不一定是某一专科的专家,但是综合能力要求很高,市面上不好找;二是护理人员难招,因为养老服务行业相对社会地位低,收入低,很难吸引到高素质的人才来绿康;三是对于养老服务人员的职业规划问题,之前招了一些人,但是因为存在心理落差,人才流动性也很大。

为此,卓永岳和团队开了多次会议,下决心解决这个困扰行业,也是困扰绿康发展的核心问题。根据公司人事部门建议,绿康一方面从三甲医院、大型公立医院引进专业的医护管理骨干人才,基层护理人员则主要通过招聘解决,从而迅速建立起一支可以胜任医养服务的管理和服务团队;另一方面,为了克服养老行业长期面临的人才瓶颈问题,卓永岳和团队商议必须要从"根"上着手。

对于高级管理人员,卓永岳视为合作伙伴。他认为,他们来绿康不是为打工而来,而是为自己创业而来。绿康只是为他们提供了一个创业奋斗的平台。为此,他采取了股权激励方式来留住优秀人才,提高绿康的吸引力。

为解决护理人才短缺的问题,2012年,绿康医养集团建立了介护职业培训学校,按照现代学徒制的模式,对新入职的护理人员进行为期1个月的培训。由集团进行考核,并将考核结果与国家职业资格证书挂钩,企业再与其签订合同。同时对上岗后的护理人员进行继续教育,按照初级、中级、高级职称,分别给予相应的奖励。绿康的护理人员都需要持有执业护士证和中、高级护理员证两张证,为每位老人提供专业化的服务,量身打造属于他们的康复计划。

在一线服务人员管理方面,绿康实行整体化护理模式。由医生、护士、养老护理员等组成护理团队,实行一人多用,医生、护士不仅负责医疗服务,还兼顾生活、康复、护理工作。这样医生和护士,既可以分担护理人员的工作,又可以提高他们的收入,并且享有与公立医院同等的晋升待遇。护理人员则不仅有良好的培训,还有良好的晋升渠道和企业尊重。绿康于2011年在全国率先设立"5·29"护理员节,让护理员得到了物质和精神上的收获和尊重。

目前绿康拥有1000多名员工,其打造的"培养—输送—使用"一条龙服务模式,为公司的可持续发展提供了良好的保障。绿康培养的学员不仅满足了自身发展的需要,也为养老行业提供了大量的护理人才。2013年,绿康还在全国同行业中率先开办老年科学技术研究所,致力于老年行业相关的科学研究、技术推广和人才培养等。此外,绿康还投资2000多万元,筹建浙江绿慷尔养老护理职业培训学校。卓永岳设想未来这里将被打造成:中国老年人照护人才培训浙江基地,中日养老护理人才培训浙江基地,中英国际护理人才交流中心。

6　尾声

在杭州半山的办公室里,卓永岳端起茶杯,看着远方:如今绿康的发展势头不错,也取得了一些成绩,但是经过近些年的摸爬滚打,他也充分认识到,养老行业从业者的不易和艰辛。自己这些年搞养老,总体上没怎么赚钱,完全是靠着一腔热情走到现在。虽然经过多年努力,绿康医养通过连锁化的规模运营,在一定程度上降低了成本,并引进了资本投资,实现了企业的可持续发展。但医养结合需要整合方方面面的资源,涉及政府各个部门。好不容易建起了队伍,形成了标准和一套可行的商业模式,但是要继续发展仍然任重道远。

当前养老服务业总体上还处于"弱质行业"状况,医疗资源分配到医养结合领域也还非常不充分。国家近年来大力鼓励养老产业发展,出台了大量的支持政策,行业准入门槛也在慢慢降低,各路资本正纷纷抢滩养老市场。这一方面确实促进了行业的蓬勃发展,但同时也对原有医养机构在成本、人才等方面带来了新的冲击。绿康医养集团凭借10多年来的发展基础,已经在专业化团队、服务标准、运营模式、品牌影响力等方面建立了一定的领先优势。下一步绿康的重点要在完善养老产业链方面下功夫,为老年人提供更多内容的优质服务,并提高绿康的综合竞争能力。尤其在打造医养服务的特色品牌,拓展老年商贸、老年娱乐、旅游服务等方面,还有待开辟的新的业务亮点。

对于未来,卓永岳充满信心。同时,他也希望,政府对养老机构能够给予更多的支持:一是医养结合是行业发展大势所趋,不能采用传统的分类管理模式分别管理养老院和医院或护理院,希望协调民政、卫生、残联、人社等部门,实现养老项目跨部门合作,出台医养结合政府管理标准。二是希望政府尽快推出长期照护保险;三是建立和完善养老行业人才培养体系,加强这方面的人才培养;四是给予民营养老机构更多税收、资金上的支持。

"帮天下儿女尽孝,替世上父母解难,为党和政府分忧,这是绿康的使命,也是我的初心"，在"光荣浙商"颁奖台上，卓永岳再次提到这句话。他希望未来绿康能走得更远，为更多老年人提供更多更好的服务。

案 例 点 评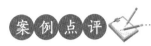

绿康的成功，根本在于其结合国情，创新了服务模式，满足了市场的需求。在其服务模式的创新过程中，绿康又采取了许多关键措施，如：标准化的服务管理、适宜的人才体系、精准化的人群定位，确保了这种模式的可持续发展。

1. 面向刚需的人群和医养结合的功能定位

苦于支付能力、服务能力的限制，很多民营企业切入养老行业，都只为健康老人提供养老场所等为主，实际上只是把老年人作为消费对象来看待，从事的并不是真正的养老服务。即使办养老院，很多民营企业面向的对象，主要也是以健康老年人为主。而绿康面向的主要是失能、失智，或具有慢性病的中低收入刚需老年人，为其提供医疗照护和生活照料相结合的全方位服务，从而为其获得政府、民众和老人的支持，奠定了基础。

原因在于：一是服务此类人群的机构申办门槛低，由于在一定程度上帮助政府分担了老年人的养老问题，因而容易获得政府的补助和政策的支持；二是失能、失智和高龄老人都是对医疗和照护要求比较高的人群，居家养老风险大、成本高，民众对面向此类人群的服务需求强烈，容易切入；三是中低收入的老人对低成本的社会养老服务而言，是刚需人群，而且基数大，容易形成规模，提高入住率；四是可以较好地提高此类老人入院后的生活质量，产生较高的美誉度，形成品牌或口碑；五是老年康复医院相对容易被纳入医保。

在服务功能上，不同于一般的养老院只有单纯的生活照料，而是结合服务对象提供长期照护、基本医疗、康复护理与日常的生活照料相结合的整体服务，从而最大限度地解决了老年人养老所关注的痛点问题。明确的服务功能定位，避免了资源的分散，突出了服务特色，从而有助于拓展市场、形成品牌。

2.通过资源整合、业务跨界创新商业模式,实现养老产业可持续发展

养老产业市场大,但前期投入也大,投资回收期较长。以重资产方式开展养老服务,除了和地产、保险结合,鲜有能够取得盈利的案例。绿康之所以能够持续发展,是因为绿康采用了"公建民营、民办公助"的方式,实现了轻资产运营。"公建民营"由政府投资建设养老院基础设施,绿康负责养老院的经营管理并获得相应的经营管理收入,有效解决了民营企业投资建设养老院难以回本和政府建设养老院难以提供专业服务、有效满足民生需求这一两难问题。"民办公助"通过民营的养老院接收政府的民政救助老人或残疾人,政府支付民政救助老人或残疾人服务费,政府对于民营养老院解决当地老人养老问题给予一定的财政补助等方式,可在一定程度上通过与政府合作,解决中低收入老人支付能力不足、民营养老机构入不敷出的问题。

除此之外,绿康还利用其医养结合的服务特色和标准化的服务质量,因地制宜地开展了多种医养结合的空间组合实践,从而为绿康的快速扩展提供了多种途径。具体包括:"养老院—医院—护理院"三位一体模式,整合照料型(医养融合型)模式,"养老院—医院"院中院型(嵌入型)模式,全国首创的"无围墙康复院"延伸社区服务型:社区"康复直通车"模式。

3.注重人才培养和标准化建设,着力破除行业发展瓶颈

由于养老产业是一个新兴产业,医养结合的养老方式在中国是到2015年国家才正式提出的新型养老方式,因此,中国市场上的医养人才从管理人员到护理人员都非常稀缺,也没有服务和管理标准。这也是制约当前中国养老产业发展的两大瓶颈。不少企业的养老院建好了,却找不到合适的人来运营、管理或提供服务,服务缺乏规范又使很多养老院难以获得消费者的好评,因此一方面很多老人需要养老服务,另一方面很多养老院的床位都被空置。

绿康在发展中自然也会遭遇这两大问题。但绿康的领导人有眼光,能够在一开始就注意着手解决这两大瓶颈问题,从而使这两个问题没有明显地影响绿康后期的发展。

在经营管理人才吸引上,绿康将其视作合作伙伴,给予其成就事业的平台,同时对于其中的高管还采用股权激励的方式,从而能够引进和留住核心人才。为了解决护理人才培养问题,绿康于2012年就成立了介护培训学校,并计划今后投资2000万元,成立浙江绿慷尔养老护理职业培训学校,解决护

理员的培养问题。在临床一线，由医生、护士、养老护理员等组成护理团队提供服务，以相互补台并共同提高收入。对医生和护士，建立与公立医院一样的晋升渠道和福利待遇；设立专门的"护理员节"，给予养老护理员以相应的尊重等。

在医养标准化建设上，绿康起步早，决心大。通过 10 多年时间的努力，形成了 800 多条服务和管理标准，涵盖了医养服务的各个方面。标准化建设提升了绿康整体的服务管理水平，为绿康取得政府信任提供了重要保障。同时，服务标准化有利于节约管理成本，提升服务质量，提升集团品牌和控制风险，为绿康的高质量发展和扩张发展、输出管理和服务奠定了基础。绿康后期还办起了老年科学技术研究所，承担了浙江省首个老年医养服务标准化试点项目，并使之成为浙江省的行业标准，从而为自己在行业内建立了较高的声誉和门槛。

广宇安诺:辅老器具使用一体化服务提供商^①

摘　要:地产集团进军养老产业近年来屡见不鲜。但与绝大多数养老机构的切入点不同,广宇集团在董事长王鹤鸣的带领下,成立了杭州广宇安诺实业有限公司(简称广宇安诺),通过老年福祉辅具的销售,进一步开发出适老化改造业务,并通过政府订单,获得了前期的发展。在此基础上,通过进一步的合作资源利用,广宇安诺还与日本著名养老机构合资成立了培训公司,通过各种形式的培训,对国内养老机构以及政府部门的养老产业管理能力及护理能力,产生了正面的影响,也借此打出了自己的品牌。本案例描述了广宇安诺团队打造辅老器具、适老化改造、养老培训一体化服务提供商的实践历程和创新做法。

关键词:市场切入;老年市场;老年辅具;适老化改造

0　引言

2020 年 1 月,浙江省十三届人大三次会议闭幕,确立了 2020 年的十大民生实事。其中一件,便是计划给 6000 户生活困难的老年人家庭完成适老化改造。而这项计划,也让深耕于老年福祉辅具以及适老化改造市场的广宇安诺团队对未来充满了信心。

杭州广宇安诺实业有限公司成立于 2017 年,前期主要从事日本老年福祉辅具产品的销售,后来进入到了适老化改造领域。回想起广宇安诺从筹划到成立以来三年间的起伏与辛酸,广宇集团名誉董事长王鹤鸣陷入了回忆……

---

① 本案例由浙江大学健康产业创新中心兼职助理研究员、浙江大学医疗健康产业 MBA2018 级学员邹少旸执笔撰写。

1 初涉养老

广宇集团的名誉董事长王鹤鸣先生，是浙江房地产开发界的元老级人物。1989年，刚从浙江大学干部管理专修班学成归来的王鹤鸣，被调任到当时的杭州市上城区房屋建设开发公司（广宇集团前身）担任经理。2000年应国家要求，公司完成了改制，并于2007年成了浙江省第一家房地产上市公司。历经了20年的风风雨雨，广宇集团一直稳步发展。"稳"是王鹤鸣在企业的经营管理过程中所遵循的第一要义。

当时间的脚步走到了2012年，高瞻远瞩的王鹤鸣从广宇集团董事长的位置上退了下来。他着眼于未来社会的发展趋势，开始关注养老产业。随着社会老龄化程度的不断加剧，养老似乎成了企业家眼里对未来发展的必争之地，越来越多的大型企业开始建设养老地产、社区养老服务中心乃至养老运营公司。广宇的养老应该从哪儿切入呢？王鹤鸣探索着、思考着，却一直没能找到答案。

说到养老，中国并不是第一个步入老龄化的国家。如果能够借助那些早已步入老龄化的国家的经验，看看人家是怎么做的，也许思路会更加开阔。对中国来说，近邻日本的文化与中国类似，且人口老龄化程度严重，时间也较为悠久，无疑是学习经验的不二之选。于是，2017年4月，王鹤鸣带着时任董事长助理的肖艳彦奔赴日本大阪，去参观当地组织的无障碍及养老康复器械展，希望能获得一些启发。

看着展厅里陈列的几万种琳琅满目的无障碍设施，王鹤鸣和肖艳彦当时的感受，大概只能用震惊来形容。就以拐杖为例，展厅里陈列着几十种不同的拐杖，三角底座的拐杖适合帕金森老人使用，四边底座的拐杖适合老年人在室内使用，杆体形状不同的拐杖适合不同身体状况的老人使用，等等。王鹤鸣意识到，这些精确细分的福祉辅具产品，可以实实在在地帮助那些逐渐失能的老年人，特别是那些居家养老，没有专业人员照护的老年人。而居家养老，不管从国内还是国外来看，都会是目前乃至以后老年人里的大多数选择。那么，广宇何不从福祉辅具着手，去切入养老行业呢？

有了这个想法，广宇便开始着手与日本最大的老年福祉用具厂商松下以及安寿接洽，希望能够在中国销售他们生产的老年福祉辅具产品。经过多轮交流，他们很快便和松下达成了合作意向。于是，广宇集团在2017年10月投资5000万元，迅速成立了杭州广宇安诺实业有限公司,任命肖艳彦为总经理,并在2017年11月和松下达成了战略合作。

在推广方面,从政策上看,日本目前的绝大多数老年福祉辅具都是采用租赁的形式提供给老年人使用,老年人的介护保险可以用于支付辅具租赁费用,且日本整个的辅具租赁、回收、洗消以及再租赁的产业链非常成熟和完善。因此对日本老人而言,使用福祉辅具已经是老年人产生需求时自然而然会采用的做法。可目前中国国内暂未出台辅具租赁的相关政策,且老年人对福祉辅具的使用意识非常单薄。因此广宇安诺迅速在杭州市丁桥街道以及平海路的广宇大厦内设立了展厅,并且把产品划分为:外出辅助、生活辅助、洗浴辅助、排泄护理、护理用床、康复器械以及无障碍关联产品七个类目,预期通过让老年人到店体验的形式找到适合自己的老年辅具。

基于广宇集团强大的资源和背景,一切看起来似乎都顺风顺水。正当广宇安诺团队信心满满地打算通过福祉辅具的销售,在养老领域开拓一片天地时,市场的遇冷,好像一瓢冷水泼在了总经理肖艳彦的头顶。

2　销售受阻

按照最初的设想,杭州有这么多的老年人,经济发展水平在国内也相对较高,如果通过电视台打个广告,得到信息的这些老年人肯定就会蜂拥而至,来到广宇安诺展厅体验购买。于是,广宇安诺很快和杭州电视台达成了合作,在杭州电视台投放了半年的广告宣传片。

广告费用支出不少,但由于适老化福祉辅具在国内普及程度不高,消费者缺乏相关的知识,同时也缺乏政府的宣传和推动,所以仅靠广宇安诺作为一家企业来进行宣传推广,力度是远远不够的,因此,销售情况并没有达到预期。广告播出后,门店里只有零星的一两个老人在子女陪同下到访。体验之后也许就买走一根拐杖,或是一辆步行车,有些甚至什么都不购买,远远没有能够让企业实现盈亏平衡。广宇安诺朝着美好未来前进的步伐仿佛一时间陷入了困境。

一筹莫展的总经理肖艳彦不得不思考问题产生的原因。通过观察门店里到访的老年客户,她发现这些老爷爷、老奶奶来店里面购买辅具,店员一个一个去询问他们的身体情况和具体需求,这些老人其实清晰地知道自己的困难是什么,比如他们会说自己走路走不稳,拿物品的时候手不自主的发抖等。他们想要解决这些问题,但不知道怎么去解决。这个时候,针对提出走路困难的老人,店员会根据老年人的具体情况,推荐他们试用老年鞋、拐杖或者轮椅;针对提出手抖的老人,店员则会根据具体的需求给老人们试用各类生活辅助用具。可是,还有一些问题,例如有些想要买轮椅的老人,会提出自己家门的宽度不够,自己坐着轮椅很难通行;还有的老人说,自家的卫生间地面很滑,每次用拐杖还是担心自己会摔倒;等等,面对这些问题,广宇安诺却似乎无能为力。而通过进一步观察,肖艳彦惊讶地发现,这些已经意识到自己需要使用辅具的老人,他们的需求往往都不仅仅只是某一个点,而是有一系列的需求。而这些需求的集合,往往源自于他们居住了很多年的环境,已经不再适合身体渐渐老去的他们居住了。那些曾经让自己习以为常的家庭设施,慢慢开始成了自己生活的障碍。这些障碍,单靠一两件辅具已经很难解决。

不能系统性地解决辅具器具使用问题,大概是广宇安诺目前受阻的原因之一吧?肖艳彦想。那么怎么办呢?总经理肖艳彦想起了自己在日本学习时接触的"福祉住环境"理念。在"福祉住环境"理念中,除了福祉辅具之外,还包含了房屋的适老化改造,这两方面的结合可以系统化地解决老年人的居住环境问题。于是,经过和集团的研讨,广宇安诺决定根据"福祉住环境"理念,开展新的业务,做房屋的适老化改造,通过进一步提供家庭设施的适老化改造服务,以方便老年人通过使用辅老器具适应日常的生活。进行适老化改造,广宇安诺一方面可以扩大辅具的销售,另一方面可以使老年人有更适合的生活居住环境。

3 再次遇冷

很快,在2018年,有了新想法的广宇安诺成立了专门做适老化改造的子公司。由于广宇集团本身是房地产公司起家,所以组建适老化改造公司,说得上是得心应手。

适老化公司成立以后,提出了一方面帮助解决老年人已经遇到的生活问题;另一方面,提供预防可能会发生的风险的改造理念,试图通过全方位的老人家庭生活环境的改造以及相关辅具的提供,最大限度地解决老年人在居家养老过程中遇到的困难。

但是,美好的理想和现实之间往往存在着难以逾越的鸿沟。适老化改造业务从子公司成立那天起,就一直处于入不敷出的状态。公司的业务员们认真地去跟老人们交流,希望能够帮助老人们解决问题,却没想到,每当老人们听到"改造"这两个字,就会觉得大概是要在自己的家里敲敲打打。在改造期间,自己还要居家搬到外面去居住,太麻烦了。所以甚至很少有人愿意接着听下去。偶尔有一两户思想前卫的老人表示能接受,但每当设计师到老年人家里,告诉他们有哪些地方对他们存在风险,哪些地方以后可能对他们存在潜在风险,需要怎么改动的时候,谨慎的老年人大多又认为,我住了这么多年,这么好的家,你跟我说这里不好那里不好,都要改造,你肯定是想多赚我的钱。就这样,公司的适老化改造业务,除了靠着公司领导和员工对身边人的宣传,偶尔接了几户以外,几乎没能在市场上推开。

眼看着适老化改造业务也止步不前,广宇安诺还要继续在养老领域做下去吗?

4 迎来转机

不温不火的日子走过了大半年。在公司犹豫徘徊之际,2019 年 6 月,杭州市政府颁布了《杭州市困难老年人家庭适老化改造项目试点实施方案》,决定采用政府购买第三方施工单位服务的方式,为杭州市年满 70 周岁以上的特困、低保、低边老人家庭进行适老化改造。改造的内容包括:对易绊脚的地面进行处理,消除高低差,坐便器、浴室、通道等加装安全扶手,浴室加装安全浴凳或助浴椅,对厨房、卫生间以及其他需要的地方进行地面防滑处理,更换室内老化或裸露的电器线路,并配备安全插座,更换室内严重锈蚀或即将损坏的水管,对卫生间洗脸台进行低位改造。这项方案的提出,无疑给了广宇安诺的适老化改造业务一剂强心针,让他们看到了希望的曙光。

凭借着认真的准备和雄厚的实力,广宇安诺顺利拿到了杭州市上城区、西湖区和拱墅区的适老化改造业务订单。眼看着业务量即将呈现爆发式增长,可事实上由于适老化改造采用的是家庭自愿申请的方式,当街道办事处纷纷将政府政策传达到了符合要求的老年人家庭,并告知他们改造费用由政府承担后,与想象中的踊跃报名不同,竟然鲜有符合条件的老年家庭申请进行适老化改造。

为了推进业务,广宇安诺团队只能一户一户地敲开这些低保、低边老人家的门,去跟老人以及他们的子女们进行沟通。由于大多数符合要求的老年人家里的卫生间都较为简陋，地面大多铺着容易打滑的瓷砖，老年人走过很容易滑倒。他们就从卫生间着手，告诉老人如果给地面贴上防滑地胶，马桶边上装上扶手，另外再加上可以坐着洗澡的椅子，那么就可以很大程度地降低他们在卫生间可能会发生的风险。与此同时，杭州市上城区民政局、上城区住房和城市建设局、广宇集团股份有限公司联合制定并发布了《适老化住宅设计规范》，规范中包含有适老化住宅设计的基本要求、套内空间、公用部分和设施设备的要求等内容。老人和家属在听完广宇安诺团队仔细而反复的介绍，以及了解政府发布的设计规范之后，也许是想到了之前在卫生间有过打滑甚至摔倒的经历，加上卫生间的改造也不影响自己的居住，不少老人开始认同自己的卫生间确实需要改造，并开始纷纷向街道提出申请。

需求有了，接下来就是落实改造。卫生间的适老化改造，听起来似乎很简单，可实际上为了达到满意的效果，流程和技术门槛却并不低。每当一户老人家庭申请到适老化改造的资格，广宇安诺团队首先会安排技术人员去老年人家中，对老年人的身体情况以及房屋情况进行相关的评估。

在老年人的身体状况方面，广宇安诺需要评估老年人的自理能力，从而判断应该给老年人家庭进行哪些相应的改造。例如，针对失能程度比较低，还有一定自理和行走能力的老人，可以给老年人家庭进行蹲坑改坐坑，安装扶手及粘贴地面防滑地胶等相应的改造。可是如果碰到那些已经卧床不起，没有办法自己移动到卫生间的老人，则只能选择在老年人的床边安装移动马桶的形式。

而在房屋评估方面，技术难度更高。由于符合要求的低保、低边老年家庭，大多居住在建筑年代久远的老旧小区，房屋建设时的设计较为混乱，加上年久失修，许多房屋都会出现在墙壁上打个孔，就可能引起墙皮脱落甚至水管爆裂等现象，后果非常严重。因此，需要有专业的技术团队对整个房屋结构的具体情况进行评估，确定哪些改造可以做，哪些不可以做。而在评估完成之后，广宇安诺需要给出相应的改造方案，与老人家庭进行核对，并且交由政府部门进行审批，审批通过之后方能进行施工。施工完成之后，施工人员需要详细地告诉老年人该如何使用相应的改造设施，并且留下相关说明。竣工之后，为了保证改造的效果，广宇安诺还专门设置了竣工检查，以确保施工团队在安装过程中切实地解决了老年人相应的需求。

为了让老人们更加直观地了解适老化改造之后的效果，广宇安诺还开发了专门的改造展示车(如图 1 所示)，在展示车内配有扶手、洗澡椅、坐式淋浴器、防滑地胶、床边坐便椅等。与社区工作人员联络沟通之后,广宇安诺将改造展示车开进各个社区,由专人进行讲解。这样直观的展示,对适老化改造理念的宣传普及起到了很大的作用。经过不懈的努力,广宇安诺团队在几个月的时间内合计完成了杭州市上城区、西湖区和拱墅区共计 90 户低保、低边家庭的适老化改造业务。

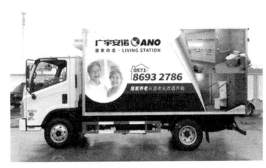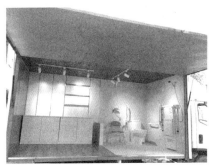

图 1　广宇安诺适老化改造展示车

　　随着卫生间改造的逐步推进,享受了卫生间便利的适老化设施的老人们,开始意识到适老化改造对自己的生活质量很有帮助。于是,一部分老人有了自己的房子需要进行适老化改造的意识,开始自费做一些厨房的地面防滑改造、室内加装防滑扶手、入户门加宽等的适老化改造。在改造过程中,广宇安诺的业务员们还会根据老人的个性化需求,给他们推荐适合他们的防滑鞋、拐杖、轮椅、生活用品、排泄用品等老年福祉辅具,辅具的销售状况也随之逐渐好转。

　　也许是因为低保、低边老人家庭的改造效果喜人,厚积薄发的广宇安诺再迎喜讯。2019 年 11 月,广宇安诺承接了浙江省内离退休老干部家庭适老化改造业务。与之前的低保老人群体有所不同的是,这些离退休老干部大多受过良好的教育,他们在遇到问题时往往会有自己思考的方式,并且采取一定的行动。给这部分老年人进行设计和改造的过程中,跟着设计团队上门察看的总经理肖艳彦惊喜地发现,许多老干部们都意识到了自己的身体状况大不如前,当他们发现自己在马桶上坐下之后,很难站起来,或者说洗澡的时候,已经很难在淋浴喷头下坚持站稳时,他们会在卫生间里放置一些木制的凳子或者椅子,方便给自己提供支撑或是能够帮助自己坐着洗澡。看到这一些老年人自己进行的"改造"之后,肖艳彦感慨万千,同时也对自己所做的事业增添了一份信心。

　　广宇安诺经过两个月的努力,针对不同人的个性化需求,这些老干部的家中都装上了诸如洗澡椅、安全扶手、防滑地胶之类的适老化设施。这使得他们的生活变得比以往更为安全、便利,不用再为洗澡站不住晕倒在浴室、行走在家中打滑摔倒、坐在马桶上站不起来等日常可能发生的风险而忧心困扰。改造过程中,老干部们一直表达感谢,感谢党和政府的政策,切实帮助他们解决了养老过程中遇到的困难。

随着时间的慢慢推移,广宇安诺的适老化改造,开始在业内和老年人群体中颇具口碑。杭州市福利院、杭州市第三福利院、杭州市残联、杭州市民政局乃至各地产企业旗下的养老机构等,开始纷纷找广宇安诺合作,采购广宇安诺的适老化改造服务以及相关的老年福祉辅具。

局面打开了,广宇安诺的业务量开始逐月上升。但着眼于未来长远发展的王鹤鸣和肖艳彦显然并不满足于此。

5 提升服务

广宇安诺的适老化改造和辅老设施,改善了老年人的生活环境和生活质量,而与福利院、医院乃至大型养老机构的合作,则让广宇安诺感受到了未来业务发展的广阔空间。但是,福祉用具以及适老化改造业务,都属于养老行业的硬件提供。肖艳彦回想起自己在日本接受的养老服务相关培训,觉得中国在养老过程中欠缺的,并不仅仅是这些辅具以及对居住环境的改造。肖艳彦很清晰地意识到,不管是政策导向下的养老介护保险,还是在养老机构的管理水平和护理水平上,我们和那些更早进入老龄化的国家相比,都还有很大的差距。政策需要随着国家的发展慢慢变更,广宇安诺只能扮演进言者的角色,但在帮助养老机构提升管理水平以及护理水平方面,与日本养老机构深入合作已久的广宇安诺团队却可以有一番作为。

据此,为了帮助国内养老机构在提升硬件水平的同时,提升其管理水平以及护理能力,广宇安诺与日本静冈最大的养老集团合资创立了养老培训公司,以帮助国内的政府部门以及养老机构进行软实力方面的提升。

2019 年,广宇安诺组织了六批养老机构运营管理人员、地产行业有计划进军养老产业投资的负责人以及养老机构设计人员等考察团,赴日本静冈参观、学习养老机构的运营模式。在参观学习的过程中,他们了解了日本养老机构的设计以及运营理念,对各自所面临的运营、投资以及设计工作都产生了积极的影响。另外,在政府主导下,广宇安诺协助政府选拔的杭州市、宁波市、嘉兴市的养老机构管理者赴日本进行了为期三个月的系统研修。研修采用的是理论与实操相结合的教学模式,学员们不但对日本介护保险制度、介护护理(认知症、半自理、全护理等)、康复治疗、运营管理等内容完成了深度学习,更对日本的养老机构进行了沉浸式的实操学习体验。作为学员,他们在日本期间,就已经通过总结汇报、电话会议等方式,对国内各自机构的护理理念和运营管理方式进行了调整建议。归国后,更是第一时间组织开展学习报告会,与全员讲授分享在日期间学习成果与经验。更有学员计划应用在日本学习到的机构建筑设计和运营管理知识,对各自机构整体格局进行改造,对介护流程和人员配置、分工等进行调整改进,将所学所想付诸实践。

至此,广宇安诺的业务范围进一步提升。在硬件方面,除了可以给老年人提供福祉辅具和家庭适老化改造外,还可以帮助养老机构进行养老住房的设计、装修,以及对已有养老住房提供相应的改造;为了满足不同类型的养老机构装修和改造的需求,广宇安诺集成了大量的养老用品及相关建筑产品供应商,通过提供不同材质、档次的产品,给养老机构以不同价位的装修或改造方案。而在软件方面,广宇安诺通过与日本静冈成立的合资培训公司,采用赴日本考察团的形式,组织相关机构人员,赴日本短期理论及实践综合培训;也开始考虑与浙江大学管理学院合作,通过聘请日本老师来国内授课、浙江大学管理学院专家和国内行业专家一起授课以及已有样板工程参观和交流等方式,帮助有需要的政府部门和养老机构提升养老管理水平和护理能力。

6 尾声

2020 年 4 月,《浙江省 2020 年生活困难老年人家庭适老化改造实施方案》出台,计划为 6000 户生活困难老年人家庭进行适老化改造。这无疑让广宇安诺的未来更加光明。通过政府政策推进的适老化改造,能够让适老化改造的必要性深入老年人观念中,通过政府推进的适老化改造也可以建立适老化改造样板,让更多的人看到效果并愿意接受市场化适老改造。

在 2019 年,广宇安诺养老板块实现营业收入 3150 万元,其中适老化改造业务收入 2500 万元,辅老器具销售业务收入 500 万元,培训收入 150 万元。从总体上而言,广宇安诺在老年人适老化服务领域,还处于起步阶段。

2020年,广宇安诺计划一方面做好政府项目的投标工作,争取尽可能多的业务,另一方面,通过培训业务的进一步发展,加大国内养老机构适老化装修和改造业务,并通过装修和改造,推动辅老器具的销售。进一步地,从日本养老机构中老年人平均年龄85岁,其中80%患有认知障碍的现实情况看,预计随着国内老年人预期寿命的越来越长,患认知障碍的比例也会逐渐提高。因此,广宇安诺2020年分别与杭州市第三福利院和杭州市福利院进行合作沟通,开设认知障碍老人照料实践中心及培训中心。其中实践中心由杭州市第三福利院提供场所,由日方派遣管理者,通过管理并培训中方机构员工的方式,对患有认知障碍的老人进行相应的照护,使本地的员工也拥有足够多的照护认知障碍老人的经验;培训中心则聘请日方或受过相关培训的中方老师,对社区养老机构中从事具体操作的工作人员,进行认知障碍相关的照护培训,使他们在未来的工作中,能够指导如何照护和对待患有认知障碍的老人,更好地适应老年人照护的需要。

"老吾老以及人之老",是每一个养老行业从业者的箴言。每一个人,也都会有老去的那一天。养老行业作为民生工程,从目前而言,对政府还有着很强的依赖性。但随着社会的发展以及养老观念的深入人心,养老行业必然会有光明的未来。在地产行业中稳步前行了数十年的王鹤鸣,也必将带领广宇安诺在养老行业中稳步走向未来。

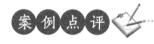

案 例 点 评

在中国,养老是古老的话题,也是全新的事业,广宇安诺通过学习、实践、再学习、再实践,在养老行业中积累了一定的经验与教训,取得了初步成功,其主要经验如下。

1. 满足老年人养老需求需要系统思维

提供市场化的养老服务,把握老年人群体的市场特点很重要,而提供适合老年人需求的产品和服务是关键。从案例中看,满足老年人的养老需求,不能光从点上去思考、从面上去观察,而需要综合考虑需求、支付能力、养老观念、政府政策、使用环境等多方面因素。老年人的养老需求是源自其身体状况不断衰退而产生的需求集合。广宇安诺也是付出许多学费之后,才意识到在把握老年人市场需求时,要从多角度出发,尽可能考虑各种细节,了解老年人在其日常生活中遇到的各种困难,并考虑不同老年人的心理。

2.从政府的业务切入往往是开展养老业务的重要抓手

中国的养老市场还在培育之中,存在着消费观念不成熟、消费能力不足、消费环境不配套等诸多问题。如果单纯利用市场力量去推动,往往代价很大,效果不好。这也是很多前期进入养老行业的企业,目前大多数还举步维艰的原因之一。养老是具有一定公益性的民生事业,是借助政府公信力、整合政府资源、服务政府的民生举措,是一种共赢策略。广宇安诺也正是通过承接政府订单的方式,才逐步打开了适老化改造市场。而通过帮助政府组织养老机构管理者培训,同样有助于激活市场需求。

3.老年人真正需要的往往不是产品,而是整体解决方案

就像案例中讲到的,老年人真正需要的并不只是帮助行走的老年鞋、拐杖或者轮椅,而是如何做到在日常生活中不会滑倒、跌倒。而这就需要进一步考虑其身体情况、居住环境、居住条件等多方面因素。所以,基于日本的先进养老体系和经验,国内市场业务开拓的经验与教训,广宇安诺将硬件提供、适老化改造和人员培训、运营管理等软件服务进行整合,致力于进一步成为养老服务的集成提供商,是一种前瞻性的定位选择。